Torsten Passie und Oliver Dierssen

# Die Heroingestützte Behandlung Opiatabhängiger

Ein Praxishandbuch

Psychiatrie Verlag

Dieses Buch ist **Guido Sanders** gewidmet,
der uns ständige Anregung war,
uns an der Patientenperspektive zu prüfen.

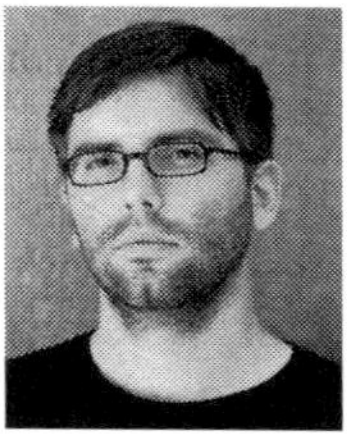

**Dr. med. Oliver Dierssen.** Studium der Humanmedizin in Hannover. Von 2007-2009 ärztlich tätig im Modellprojekt zur Heroingestützten Behandlung Opiatabhängiger an der Medizinischen Hochschule Hannover. Derzeit Weiterbildung zum Kinder- und Jugendpsychiater auf »Teen Spirit Island«, Station zur Behandlung drogen- und medienabhängiger Jugendlicher im Kinderkrankenhaus auf der Bult, Hannover. Nebenberuflich schreibt Dierssen Romane für Jugendliche und junge Erwachsene. Ausgezeichnet mit dem »Deutschen Phantastik Preis« in der Kategorie »Bestes deutschsprachiges Debüt«.

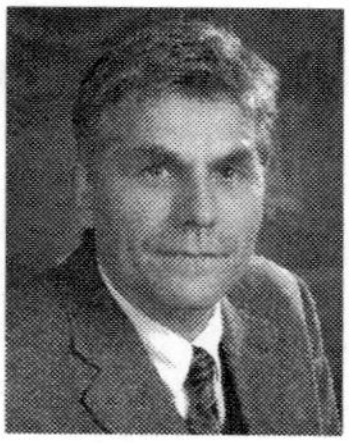

**Priv.-Doz. Dr. med. Torsten Passie.** Studium der Philosophie, Soziologie (M.A.) und Medizin. Dissertation über existenzialistische Psychiatrie bei Prof. K.P. Kisker. Habilitation zur Psychophysiologie veränderter Bewusstseinszustände bei Prof. H.M. Emrich. Über mehr als fünf Jahre ärztlicher Leiter der hannoverschen Modellprojekt-Ambulanz des Bundesdeutschen Modellprojekts zur Heroingestützten Behandlung Opiatabhängiger.

Torsten Passie und Oliver Dierssen

# Die Heroingestützte Behandlung Opiatabhängiger

Ein Praxishandbuch

Psychiatrie Verlag

Torsten Passie und Oliver Dierssen
Die Heroingestützte Behandlung Opiatabhängiger
Ein Praxishandbuch
4. Auflage 2014
ISBN-Print 978-3-88414-519-7

**Bibliografische Information der Deutschen Nationalbibliothek**
Die Deutsche Nationalbibliothek verzeichnet diese Publikation in der Deutschen Nationalbibliografie; detaillierte bibliografische Daten sind im Internet über http://dnb.ddb.de abrufbar.

Psychiatrie Verlag im Internet: www.psychiatrie-verlag.de


Umschlaggestaltung: GRAFIKSCHMITZ, Köln
Typografiekonzeption: Iga Bielejec, Nierstein
Satz: Psychiatrie Verlag, Köln
Druck und Bindung: KN Digital Printforce GmbH, Stuttgart

* Detaillierte Inhaltsübersicht siehe Seite 228

I will be king
And you
You will be queen
Though nothing will
Drive them away
We can beat them
Just for one day
We can be heroes
Just for one day

*»Heroes« (1977),*
*komponiert von David Bowie, Rocklegende,*
*selbst langjährig heroinabhängig*

# Vorwort

## Behandlung *weg vom* Heroin – Behandlung *mit* Heroin

Als ich vor 35 Jahren begann, mich mit Opiaten, Opioiden, Endorphinen, synthetischen Enkephalinen und verschiedenen Opiat-Rezeptoren bei Menschen zu befassen – damals in der Klinik des Max-Planck-Institutes für Psychiatrie München – da hatte sich gerade eine große wissenschaftliche Revolution in der Opiat-Forschung ereignet: die Erkenntnis, dass Opiate auf neuronale Rezeptoren wirken, denen körpereigene Liganden zuzuordnen sind, sog. »Endorphine«. Diese vom Körper selbst gebildeten Peptid- und Eiweißstoffe bilden in stressauslösenden Gefährdungssituationen und insbesondere bei körperlichen Verletzungen ein Reserve- und Notfallsystem gegen Panik, Schmerz und psychosozialen Zusammenbruch. Damals stellte sich die Frage, inwieweit psychiatrische Erkrankungen mit Defiziten der Endorphine einhergehen und ob sich bei Patienten mit Opiatabhängigkeit Regulationsstörungen der Opiat-Rezeptoren bzw. der Endorphine nachweisen lassen.

In dieser Forschungssituation, die durchaus interessante Ergebnisse hinsichtlich der »down-Regulation« von Opioidsystemen bei Heroinabhängigen ergeben hat, gab es enorme Berührungsängste der Grundlagenforscher mit Opioidabhängigen Patienten und sehr erhebliche Reserven gegen jede Form von Substitutionsbehandlung. Opiate wurde geradezu dämonisiert und man versuchte, mit aufwendigen Psychotherapien und psychosozialen Maßnahmen die Rückfallquote nach Opiatentzug zu verringern. Es wurden Prophylaxen mit Substitutionsmedikamenten und mit Opiat-Antagonisten

(Naltrexon) versucht. Doch erst der nach Jahrzehnten sich entwickelnde therapeutische Fatalismus bei Schwerstabhängigen führte zu der Überlegung, eine Substitution des Opiats Heroin durch Heroin selbst zu versuchen. Diese Versuche erreichten in der Schweiz größeres Ausmaß und sind nun schon mehr als 15 Jahre alt.

Für diese tabubrechende Initiative können und müssen die Suchttherapeuten, ihre Patienten und auch die klinischen Grundlagenforscher extrem dankbar sein. Die Ergebnisse zeigen einerseits einen enormen therapeutischen Fortschritt, der durch diese aufwendige Therapieform in Kombination mit psychotherapeutischen und psychosozialen Maßnahmen erreicht werden kann, andererseits eine stärkere Realitätsnähe der Sicht auf die Opiatabhängigen als an psychiatrischen Störungen Leidende.

Das vorliegende Buch verfassten zwei meiner Mitarbeiter, die an dem von der Medizinischen Hochschule Hannover in Kooperation mit der STEP gGmbH getragenen Hannoverschen Studienzentrums des *Bundesdeutschen Modellprojekts zur Heroingestützen Behandlung Opiatabhängiger* unmittelbar beteiligt waren. Sie konnten über mehr als sieben Jahre Erfahrungen mit dem Alltag dieser Behandlung machen. Viele der Einsichten und Vorgehensweisen, aber auch Haltungen, die in diesem Buch beschrieben sind, ergaben sich aus der Behandlungspraxis. Sie haben sich aus dem täglichen Umgang, dem Alltag, seinen Möglichkeiten und Grenzen, die immer wieder neu ausfindig zu machen sind, entwickelt.

Menschlicher Umgang prägt letztlich den gesamten Charakter einer Einrichtung, ihre Atmosphäre, ihre Form des Miteinanders, vielleicht sogar die eines Aneinander-Wachsens. Aus dem täglichen Umgang konnten alle Beteiligten lernen; haben Erfahrungen machen, sammeln und auswerten können. Davon handelt der wesentliche Teil des Buches. Die Autoren haben

sich dabei nicht gescheut, mit den Patienten in nahen Kontakt zu gehen, deren Sicht der Dinge in persönlichem Nachfragen, aber auch gezielten Umfragen, zu vergegenwärtigen und so weit als möglich in der Behandlungspraxis zu berücksichtigen. Dabei ging es vor allem um praktische Aspekte wie die soziale Atmosphäre, den Umgangsstil, die innere Haltung und grundsätzliche Einstellung zu den Opiatgebrauchenden. Diese Einstellung kann sich auch durch diese neue Behandlungsform nochmals wesentlich verändern, da die Opiatabhängigen zunehmend als primär psychiatrisch Kranke, deren Suchtmittelgebrauch eher Folge als Ursache ist, erkannt werden. Einer der Autoren fasste dies in die griffige Formel: »Diese Menschen sind nicht krank, weil sie opiatabhängig sind, sondern sie sind opiatabhängig, weil sie krank sind.« In diesem Bereich bleibt noch viel zu tun, um die unangebrachte Negativeinstellung gegenüber diesen – in der Regel unverschuldet – behandlungsbedürftig gewordenen Menschen zu verändern.
Darüber hinaus zeigt sich – und das ist wichtig und weiterführend –, dass das Gros der schwerstabhängigen Patienten das Heroin als Psychopharmakon zur Symptomunterdrückung und nicht als »Sucht«-Droge oder zum Lustgewinn verwendet. So spielt die »Rauschwirkung« schon nach einigen Wochen keine Rolle mehr, da der Organismus dafür tolerant geworden ist. Es scheint fast so als würden die Betroffenen dann nur noch die symptomunterdrückenden Wirkungen nutzen. Die Autoren bringen im 2. Kapitel eine genaue systematische Beschreibung der »Psychopharmakologie von Heroin«, welche auch symptomkupierenden Wirkungen berücksichtigt und die bisher in der Literatur fehlte.
Aus fachlicher Sicht liegen letztlich psychiatrische Krankheiten (Depressionen, Posttraumatische Störungen, Persönlichkeitsstörungen u.a.) der stoffgebundenen Abhängigkeit zugrunde, die dringend psychiatrisch-psychotherapeutisch behandelt

werden müssen. Eine von daher inspirierte Haltung durchzieht auch das vorliegende Buch, dem ich gerne eine breite Wirkung auf die menschlichen Aspekte der Behandlung wünsche. Das Projekt der Heroingestützten Behandlung und seine eindrucksvollen Ergebnisse sind offensichtlich der Beginn einer größeren Entwicklung, die die Abhängigkeitserkrankungen und ihre Therapie vor neue Perspektiven stellt.

*Hinderk M. Emrich*

# »Haben Sie Angst, Doc?« – Eine persönliche Einführung

*Oliver Dierssen*

Meine erste Begegnung mit einem Heroinabhängigen fand im Hörsaal der Universität statt. Ich besuchte den Kurs Psychiatrie als Medizinstudent. Fallbeispiele und Patientenvorstellung waren unter uns Studenten sehr beliebt und boten eine willkommene Abwechslung vom theorielastigen Vorlesungsstoff. Beinahe amüsiert reagierten wir auf den gut gekleideten jungen Mann in unserem Alter, der uns als Heroinabhängiger, als Rauschgiftsüchtiger, vorgestellt wurde, und der sich entspannt auf seinem Hocker zurücklehnte. Er entsprach gar nicht den Vorstellungen, die viele von uns mitbrachten. Zu gut waren uns die Bilder von Drogentoten in schlecht beleuchteten Toiletten in Erinnerung, die im Schulunterricht zu Aufklärungszwecken gezeigt worden waren.

Unser Patient sagte einen einzigen Satz, der sich mir und meinen Kommilitonen einprägte, ja sogar zu einem geflügelten Wort unter uns wurde. Bis sich mir die wirkliche Bedeutung entschlüsselte, sollten jedoch Jahre vergehen.

»Haben Sie irgendwelche Beschwerden durch Ihren Heroinkonsum?«, fragte eine Studentin.

«Wenn du Heroin hast, wirst du nie krank«, antwortete unser Patient, »du wirst nur krank, wenn du es nicht hast.«

Dieser Satz unterhielt die Zuhörenden, wies er doch unverblümt auf das wichtigste aller Bedürfnisse des Abhängigen hin: Heroin. Hieraus ergab sich eine Faustformel, die den angehenden Kollegen eine wertvolle Orientierungshilfe bot. Abhängige wollen Stoff, egal wie, egal von wem. Hierfür sollte gelogen und getrickst werden, geklaut und eingebrochen, sogar gemordet.

Als ich Jahre später als junger Assistenzarzt im Bereitschaftsdienst erste persönliche Begegnungen mit Heroinabhängigen hatte, erinnerte ich mich noch gut an diese unumstößliche Wahrheit, das Grundgesetz für alle, die sich mit Opiatabhängigkeit beschäftigten. Es bedeutete auch: *Trau deinem Patienten nicht. Er wird dich hintergehen.*

Verständlicherweise entstand in mir während der manchmal komplizierten Begegnungen das Bedürfnis, diesem Betrug entgegenzuwirken, mich nicht hintergehen zu lassen, sondern meine Autorität als Arzt in der Beziehung zu meinen Patienten zu behaupten.

Einige Zeit später begann ich meine Arbeit in der Heroinambulanz der Medizinischen Hochschule Hannover. Meine Erwartungen an die zu betreuenden Patienten waren gering, meine Sorgen hingegen ausgeprägt. Würde ich zu Schaden kommen? Konnte ich die mir anvertrauten Menschen überhaupt wie gewöhnliche Patienten behandeln oder war ein ganz anderes, reserviertes und besonders argwöhnisches Vorgehen angebracht?

»Sie werden unsere Patienten lieben«, teilte mir mein Oberarzt am ersten Tag mit. »Glauben Sie es mir ruhig.«

Das tat ich. Auch im Rückblick wundere ich mich noch über die unmittelbare, bedeutende Veränderung meiner Haltung – bereits am ersten Tag in der Heroinambulanz. Ich konnte mich der ruhigen, bedächtigen Atmosphäre und dem offenen, zugewandten Umgang zwischen Patienten und Therapeuten nicht entziehen. Es lag etwas in der Luft, das sich ganz und gar von meiner Erwartung unterschied, mich beruhigte und in mir eine gelassene Heiterkeit auslöste. Meine Patienten sprachen mich offen auf die Erfahrung an, die sie wahrscheinlich mit den meisten meiner Vorgänger gemacht hatten.

»Haben Sie Angst, Doc?«, fragte man mich. »Brauchen Sie nicht.« »Ich weiß«, antwortete ich. Denn ich glaubte den Patienten. Und ich war dafür dankbar.

Im Laufe der nächsten Wochen und Monate lernte ich nach und nach die Patienten und ihre Lebensgeschichte, ihre Ängste und Bedürfnisse kennen. Geradlinige, einfache Biografien fanden sich nur sehr selten unter ihnen. Viele kamen aus katastrophalen Verhältnissen, ihre Lebensläufe stellten zerklüftete Landschaften dar, die viele ohne geeignetes Schuhwerk durchschritten hatten.

Albträume, Schlafstörungen, Unruhe, dissoziatives Erleben und Flashbacks: Viele der zahlreichen Symptome, von denen unsere Patienten berichteten, ließen sich im Feld der Traumafolgestörungen einordnen. Heroin schien die Symptome zu dämpfen und den Affekt zu stabilisieren. Viele unserer Patienten unterschieden sich auch äußerlich kaum von dem jungen Mann, der uns im Hörsaal zum Lachen gebracht hatte. Manche waren berufstätig, die meisten erlangten mühevoll Fähigkeiten zur Selbstfürsorge, die sie zuvor nie besessen hatten. Selbstverständlich war es nicht im engeren Sinne das Heroin, das diesen Menschen half. Es waren die Beziehungen, das würdigende, annehmende Miteinander-Umgehen.

Die Heilung wurzelte in der positiven Begegnung von Patienten und Therapeuten auf Augenhöhe, auch im gemeinsamen Befolgen von Regeln des Miteinander, ohne Vorurteil, Entmündigung oder Strafe.

Wir sehen also täglich die Wichtigkeit, unseren Patienten vorurteilsfrei, undogmatisch und echt zu begegnen und haben die berechtigte Hoffnung, dass diese Begegnungen nicht nur uns, die Therapeuten, verändern, sondern auch die Menschen, die sich uns als Patienten anvertrauen.

# 1 Geschichte der Opiatbehandlung

## Geschichte des Opiums

Der Mohn oder Schlafmohn ist eine der wichtigsten Heilpflanzen der gesamten Pharmaziegeschichte. Das Wort »Opium« leitet sich ab vom griechischen opion = Milchsaft (des Opiums). Etwa 12 000 Jahre alte jungsteinzeitliche Funde in Schweizer Pfahldörfern weisen auf ein sehr frühes Wissen zum Gebrauch dieser Pflanze hin. Die früheste Erwähnung des Mohns als stimmungsveränderndes Mittel befindet sich auf einer sumerischen Schreibtafel aus der Zeit ca. 3 000 vor Christus, die bei Nippur im heutigen Irak gefunden wurde. Darin wird der Mohn als »Pflanze der Freude« beschrieben. Im östlichen Mittelmeerraum ist die Verbreitung von Opium als Droge und Heilmittel seit dem 16. Jh. v. Chr. belegt (Kramer 1979).
In der antiken Welt nahm der Mohn und seine berauschende Wirkung, insbesondere als Schlaf und Traum hervorrufendes Mittel, einen großen Platz ein und war mit antiken Götter assoziiert. Hypnos und Morpheus, die Götter des Schlafes, die »Löser der Sorgen« hielten Mohnpflanzenköpfe in der Hand. Thanatos, der Gott des Todes, war mit Mohnkränzen geziert. Nyx, die Göttin der Nacht wurde mit mohnumschlungenen Schläfen dargestellt, aber auch Dionysos, der Gott des Rausches. Nach dem griechischen Dichter Theokritos (*250 v. Chr.) soll der Mohn aus den Tränen der Aphrodite gewachsen sein, als sie um ihren jugendlichen Geliebten Adonis trauerte.
Auch der früheste antike Dichter Homer beschreibt Gebrauch des Nepenthes, des Vergessenheitstrankes in der Odyssee: Als

Telemach bei Sparta war und Kriegserinnerungen eine weinerliche Stimmung erzeugt hatten, soll Helena einen eigentümlichen Trank hergestellt haben. Sie »warf alsbald in den Wein, von dem sie tranken, ein Mittel, Kummer zu scheuchen und Gram und jeglichen Leides Gedächtnis«.
Schon aus diesen wenigen Zusammenhängen ist erschließbar, dass das Opium in der Antike als ein mit vielfältigen psychopharmakologischen Wirkungen behaftetes Mittel bekannt gewesen ist. Von dem Arzt Hippokrates (ca. 460–370 v. Chr.) wird es als Arznei zur Beruhigung, Schmerzstillung und Schlafbegünstigung erwähnt.

## Opiumbehandlung psychischer Störungen

Bereits im Altertum wurde Opium als Mittel zur Behandlung psychischer Störungen beschrieben (Rätsch 2008). Galen (129–216), der Arzt des römischen Kaisers Marc Aurel (121–180), bezeichnete das Opium auch als »Galene« (= griech. »Stille« oder »Ruhe«). Bedeutende Medikamentenmixturen des Altertums (Mythridate) und des Mittelalters (Theriak) enthielten das Opium als Hauptwirkstoff.
In der neuzeitlichen Medizin etablierte Thomas von Sydenham (1624–1689) Opium im Arzneischatz für die Indikationen Hysterie und Melancholie. 1784 erwähnte der Pharmazeut Johann Wepfer (1620–1695) die Behandlung maniformer Zustände mit Opium. Der zu den Psychodynamikern gerechnete Psychiater Georg E. Stahl (1659–1734) wendete sich gegen die Opiumbehandlung und vermutete die Schwächung der Selbstheilungskräfte und eine unzuträgliche »Einschläferung« der Patienten. Die ersten systematischen Opiumbehandlungen bei

Melancholien führte in Deutschland der Arzt Balthasar Tralles (1707–1797) durch. Johann Reil (1759–1813) empfahl Opium bei Geisteskrankheiten. Nach dem Psychiater Johann Heinroth (1773–1843) hatte auch der berühmte Psychiater Jean Esquirol (1772–1840) Erfolge mit Opium bei Melancholien und Manien beschrieben.
Ausgehend von Bobachtungen in Java wurde zu Beginn des 19. Jahrhunderts von der Psychiaterfamilie Engelken in einem Bremer Sanatorium die Opiumbehandlung bei Melancholien (und anderen psychischen Störungen) etabliert. Die Publikation der Rezeptur erfolgte nach langer Geheimhaltung allerdings erst 1844; und die Methode wurde vielfach nachgeahmt.

**TABELLE 1 Somatische und psychiatrische Indikationen für Opium in der medizinisch-psychiatrischen Literatur des 17.–19. Jahrhunderts** (nach LEIBROCK 1998, WEBER und EMRICH 1988, KRAMER 1979)

| Somatische Indikationen | Psychische Indikationen |
|---|---|
| Schmerzen | Hysterie |
| Husten | Ängstliche Erregung |
| Erkältung | Melancholie |
| Katarrh | Manie |
| Diarrhoe | Schlafstörungen |
| Koliken | Psychosen |
| Pleuritis | Delirante Erregungszustände |
| | Asthenische Verrücktheit |

Zusammenfassend ist festzustellen, dass dem Opium in der frühen psychiatrischen Literatur beruhigende, antidepressive und anxiolytische Eigenschaften zugeschrieben wurden. Rückblickend kann die Opiumbehandlung als erste rationale psychopharmakologische Therapie für Depressionen betrachtet werden.

## Geschichte von Heroin

Um 1804/05 gelang es dem Paderborner Apothekergehilfen Friedrich Sertürner (1783–1841), aus dem Opium die Reinsubstanz Morphin – von ihm benannt nach dem Schlafgott Morpheus – als den hauptsächlichen Wirkstoff zu isolieren und darzustellen. Gleichwohl bleibt festzuhalten, dass im Opium weitere psychischphysisch wirksame Alkaloide enthalten sind, die erst in ihrem Zusammenspiel die typische Wirkung des Opiums ausmachen. Es dauerte jedoch noch Jahrzehnte bis zur Einführung des Morphins in den klinischen Gebrauch im Jahre 1898. Die erste Synthese von Diacetylmorphin (= Heroin) gelang vermutlich dem Chemiker C. R. A. Wright 1873. Weitere Synthesen erfolgten durch die deutschen Chemiker O. Hesse im Jahre 1884 und W. Danckewortt im Jahre 1890 (DE RIDDER 2000).

Um die pharmakologischen Eigenschaften des Heroins kennenzulernen, führte man schon frühzeitig Tests an Tieren durch. Berichtet wurde unter anderem über eine im Vergleich zu Morphin stärkere atemdepressive Wirkung. Seit 1895 untersuchten Chemiker der pharmazeutischen Firma Merck (Darmstadt) die physiologischen Wirkungen verschiedener Morphinderivate, darunter auch Heroin.

Der Chemiker Felix Hoffmann der Firma Bayer & Co. synthetisierte ebenfalls verschiedene »Ersatzstoffe« für das mit Nachteilen behaftete Morphin. In seinem Labortagebuch notierte er: »Um einen Ersatz für das Codein aufzufinden, wurde das Diacetat des Morfins dargestellt.« In der Folge angestellte Tierversuche ergaben, dass die Wirkung des Heroins auf die Atmung »reiner« als jene des Codeins sei und es weniger zu zerebralen Krämpfen komme. Überdies sei die therapeutische Breite, das heißt der Dosisspielraum, in dem es verwendet wer-

den könne, beim Heroin erheblich größer. Das günstigere Profil der Beeinflussung der Atemfunktion schien zudem bei der Behandlung von Tuberkulose und anderen Lungenkrankheiten von Vorteil, da es zwar die Atemfrequenz vermindere, aber die Tiefe der Atmung verbessere. Dazu kämen beruhigende, muskelentspannende und hustenstillende Wirkungen, die den Stoffwechsel und die Kohlendioxidproduktion günstig verminderten, sodass dem Heroin letztlich »nahezu ideale atmungssedative Eigenschaften« für die Tuberkulosebehandlung zukämen. Allerdings gab es auch scharfe Gegner, die die Eignung des Heroins als Heilmittel anzweifelten, was zu einer scharfen wissenschaftliche Kontroverse führte (Übersicht in DE RIDDER 2000). Trotz der widersprüchlichen Resultate der experimentellen und klinischen Versuche kam es zu einer raschen Verbreitung des Heroins als Heilmittel bei Lungenkrankheiten.
Zwischen 1898 und 1910 lassen sich in der internationalen medizinischen Fachliteratur etwa 150 Arbeiten zur therapeutischen Anwendung von Heroin nachweisen, davon 80 bezüglich Atemwegserkrankungen. Darin wurde die Anwendung bei etwa 10000 Patienten dokumentiert. Ein Informationsblatt der Firma Bayer aus dem Jahre 1905 nennt die folgenden Indikationen: Atemwegserkrankungen, Asthma cardiale, Analgesie, schmerzhafte Erektion bei Tripper, Prostata-Entzündung, krankhaft gesteigerte Libido, Depressionen, senile Demenz, Verwirrtheitszustände, Vormedikation bei Narkosen und Verwendung zum Morphinentzug (sic).
1903 wies der Züricher Pharmakologe Babel in Tierversuchen nach, dass Heroin von allen Morphinabkömmlingen die stärkste Bindung in die Hirnmasse zeigt (BABEL 1905).
Interessant ist die Tatsache, dass für die Herstellung und Verwendung von Heroin offenbar niemals ein Patentschutz beantragt wurde. Dies könnte darauf zurückzuführen sein, dass Bayer klar war, dass für eine schon Jahre vorher synthetisierte

Substanz ein Patentschutz nur unter großen Schwierigkeiten durchzusetzen wäre. Somit wurde im Jahre 1898 lediglich die Bezeichnung »Heroin« (auch international) als Markenname geschützt. Die Fantasien oder therapeutischen Erwartungen, die womöglich mit der Bezeichnung »Heroin« verbunden waren, lassen sich heute nicht mehr nachvollziehen. Allerdings war damals häufiger die Rede von »heroischen Wirkungen« verschiedener Arzneimittel, sodass vermutet werden darf, dass die Namensgebung vor diesem Hintergrund stattgefunden hat.

Die umfangreichen internationalen Werbeaktivitäten der Firma Bayer machten Heroin in kurzer Zeit zu einem international gefragten und umsatzstarken pharmazeutischen Produkt. In den Jahren ab 1900 wurde von Bayer etwa eine Tonne, von den Firmen Boehringer (Ingelheim) und Merck (Darmstadt) in den 1920er-Jahren je 3–5 Tonnen reines Heroin jährlich umgesetzt (DE RIDDER 2000).

Das internationale Opiumabkommen von 1912 und das internationale Genfer Opiumabkommen von 1925 führten zu einem starken Rückgang der Umsätze mit Morphin und seinen Abkömmlingen. So meldete Bayer einen Verkauf in 1926 von nur noch 63 kg. Um 1930 setzte sich zudem die Auffassung durch, dass Heroin ein hohes Missbrauchs- und Abhängigkeitspotenzial besitze und es für medizinische Behandlungen entbehrlich sei. Dies ließ die Produktion bei Bayer auf etwa ein Kilo pro Jahr zusammenschrumpfen, bis die Direktion 1940 sogar die Einstellung der Produktion anordnete. Allerdings darf nicht verschwiegen werden, dass eine ganze Reihe europäischer Pharmafirmen über Jahre Heroin produzierten, welches in den illegalen Vertrieb wanderte. »Es darf resümiert werden, dass die pharmazeutischen Industrien verschiedener Länder ... bis in die zweite Hälfte des 20. Jahrhunderts tief in illegale Narkotikatransaktionen verstrickt waren.« (DE RIDDER 2000: 146)

Während in England Heroin bis heute ein verschreibungsfähiges Medikament für die Schmerztherapie ist, endete die Medikamentenzulassung von Heroin in Deutschland im Jahre 1953, nachdem die Bundesopiumstelle 1952 berichtet hatte, dass Diacetylmorphin praktisch keine medizinische Verwendung mehr fände. Der Bestand in deutschen Apotheken belief sich allerdings zu diesem Zeitpunkt noch auf mehr als 5 500 kg. Seit 1955 gibt es keine legale Heroinherstellung mehr in Deutschland. Erst ab Mitte der 1960er-Jahre erlangte Heroin dann in Deutschland zunehmende Bedeutung als »Rauschmittel«.

## Opiatbehandlung in der Psychiatrie

Unter 44 Sanatorien und Heilanstalten für Geisteskranke, die Opium verwendeten, führte Schmitz Mitte der 1920er-Jahre eine Befragung durch. Diese ergab, dass Opium durchaus häufig verwendet wurde. Von den Anwendern wurden recht einheitliche Indikationen angegeben. Obgleich auch ein Suchtpotenzial bemerkt wurde, wiesen die Anwender durchgehend darauf hin, dass bei regulärer Anwendung »praktisch keine auffälligen Abstinenzerscheinungen« zu beobachten seien. Diese träten lediglich bei »abruptem Absetzen« auf (Schmitz 1926). Im Vergleich zu anderen psychiatrischen Behandlungsmethoden der Zeit wurde die Opiumbehandlung als harmlos eingestuft. Die Entwicklung pathologischer Morphinabhängigkeit in Europa wurde – unabhängig von der Opiatbehandlung psychischer Störungen – seit etwa 1870 zum Gegenstand medizinischer Veröffentlichungen. Je nach der Herkunft des Autors wurde eine unübersehbare Vielfalt von Ursachen, für die Entstehung der Morphiumsucht verantwortlich gemacht, insbesondere auch das »leichtsinnige Verschreibungsverhal-

ten« von Ärzten. Schon bald nutzte man jedoch Abkömmlinge des Morphins wie Diäthylmorphin (Dionin) und Codein therapeutisch zur Behandlung der Morphinabhängigkeit, was sich de facto kaum von den heutigen Substitutionsbehandlungen bzw. einem »warmen« Entzug unterschied.
Die Verwendung des Heroins bei der Behandlung von psychiatrischen Patienten lässt sich auf die die sedierende und euphorisierende Wirkung, die Heroin mit vielen Opiaten teilt, zurückzuführen. Zahlreiche Arbeiten in der zeitgenössischen Fachliteratur befassten sich mit diesem Indikationsbereich. Man liest dort von »allgemein positiven Erfahrungen bei der Behandlung von Ängsten, Unruhe, Depressivität und Schlafstörungen«. So besserten sich »Nervosität und Schlaflosigkeit« und man sehe »sehr bald eine körperliche und geistige Ruhe, bessere Stimmung und einen tiefen, gleichmäßigen und erquickenden Schlaf eintreten« (Holtkamp 1899). Der Psychiater Becker behandelte in einem Bonner psychiatrischen Spital demente, katatone, manische, hypochondrische und depressive Patienten über Wochen mit Heroin und teilte mit, dass bei vielen Patienten mit »seelischem Schmerz« und »schwermütigen Zuständen« eine deutliche Besserung einträte (Becker 1902). Als unerwünschte Wirkungen wurden gelegentlich Benommenheit, Schwindel, Verstopfung, Übelkeit und Erbrechen mitgeteilt. Dennoch wurde Heroin als erheblich nebenwirkungsärmer als Morphin beschrieben.
Nahezu alle Mediziner, die zwischen 1900 und 1910 über therapeutische Erfahrungen mit Heroin bei Hunderten von Patienten berichteten, sprachen ihm einen suchtbildenden Effekt praktisch ab oder hielten diesen für erheblich geringer und damit beherrschbarer als beim Morphin (Kropil 1900; Helbich 1902). Der französische Psychiater Gantin äußerte gar: »Das Fehlen einer Angewöhnung, verbunden mit dem Mangel an Euphorie, bildet eine Garantie gegen chronischen

Heroinismus.« (GANTIN 1901: 85) Zudem war eine gewisse euphorisierende Wirkung bei der Behandlung verschiedener Erkrankungen, insbesondere auch von schmerzhaft und final verlaufenden, durchaus erwünscht.

Eine von STADELMANN (1900) unternommene klinische Studie beschrieb beim Absetzen (von 3 x 30 mg Heroin/Tag) ein Syndrom, wie es beim Entzug von »leichtem Morphinismus« auftritt. Diese Beobachtung wurde allerdings in der Ärzteschaft nicht aufgenommen und man hielt das Mittel weiterhin für nicht suchterzeugend. Aus heutiger Sicht können zwei objektive Zusammenhänge für die Verkennung des Abhängigkeitspotenzials mitverantwortlich gemacht werden: zum einen die oft recht niedrige Heroindosis (meist 60–150 mg/Tag) und zum anderen die orale Einnahme, die durch eine schnelle Verstoffwechselung über die Leber die – im Vergleich zur intravenösen Verabreichung – verfügbare Heroinmenge auf ein Drittel vermindert. Zusätzlich fehlt bei geringen Mengen und der oralen Aufnahmeform die Euphorie ebenso wie der steile Anstieg der Blutkonzentration, durch welchen der anfängliche »Flash« der Heroinwirkung bei intravenöser Gabe zustande kommt (BEECHER et al. 1959).

Schon vor 1900 unternommenen Versuche, Morphiumabhängige mit dem »nachteilfreieren« Heroin zu entziehen, sollen an dieser Stelle nur erwähnt werden.

Nach Angaben der UN war Heroin 1953 noch in 17 Ländern verschreibungsfähig, wurde aber in den folgenden Jahren in fast allen Ländern aus dem Arzneischatz entfernt. In Deutschland ist Heroin allerdings erst mit der Betäubungsmittelverschreibungsverordnung vom 06.04.1971 nicht mehr verschreibungsfähig (Bundesgesetzblatt I 1971, S. 317).

# Entwicklung von Heroin zur Rauschdroge

Erste vereinzelte Berichte über das Abhängigkeitspotenzial von Heroin erschienen um 1900 und resultierten aus medizinischen Behandlungen. Einen breiteren Missbrauch von Heroin als »Droge« gab es in den USA allerdings schon in den Jahren nach 1910. Dort führten damals folgende Faktoren zu einer Zunahme der Verbreitung des abhängigkeitsbildenden Konsums:

- Verknappung und Verteuerung von Kokain und Rauchopium (u.a. durch den Smoking Opium Exclusion Act 1909 und die Haager Opiumkonvention 1912)
- Heroin billiger und legal
- leichte Aufnahme des Heroins durch Schnupfen (im Gegensatz zu Rauchopium)

Um 1915 lag die Zahl der in Krankenhäusern behandelten Heroinabhängigen in New York erstmals über derjenigen der Morphinabhängigen. Daraufhin wurde Heroin 1917 in den USA zum gefährlichsten aller Suchtmittel erklärt und die Heroin-User zum Vorzeigebeispiel eines moralisch verfallenden, kriminellen Menschen stilisiert, die den Bestand der Gesellschaft gefährdeten. Jede »Schutzmaßnahme« gegen die »Heroinseuche« schien von daher gerechtfertigt. Dass die Verknüpfung von Heroinkonsum und Kriminalität auch mit den verschärften Gesetzen in Zusammenhang stand und diese gar weiter zum moralischen Verfall der Abhängigen beitrugen, wurde – trotz offenbarer Zusammenhänge – anscheinend nicht erkannt (de Ridder 2000).

# Geschichte der Behandlung Opiatabhängiger mit Heroin

Heroin wurde, wie oben beschrieben, zunächst als »nachteilfreies« Morphin angesehen und vertrieben. Daraus resultieren vermutlich auch die zu Beginn enthusiastisch betriebenen Versuche der Morphinentgiftung mit Heroin. Doch schon nach weniger als zehn Jahren wurde klar, dass Heroin selbst starke Abhängigkeit erzeugt und sich daher eine solche Anwendung verbietet.
Nachdem Heroin sich während der 1950er-Jahre, zunächst in kleinem, ab Mitte der 1960er-Jahre in größerem Ausmaß zu einer »Rauschdroge« mit einer in die Zehntausende gehenden Zahl von regelmäßigen Konsumenten entwickelt hatte, wurden die durch den Lebenswandel der Opiatabhängigen verursachten Schäden (Kriminalität, gesundheitliche und soziale Schäden usw.) immer offensichtlicher. Zunächst reagierte die Gesellschaft mit Maßnahmen der Prohibition, um die Ausbreitung zu begrenzen. In den 1970er-Jahren wurde allerdings offenbar, dass diese Form der Illegalisierung den Abhängigen nicht nützt, sondern durch die darüber verschärften Bedingungen der Beschaffung und Kriminalisierung deren Elend nur noch verschlimmerte. Zudem wurden effektive Hilfen, die nicht die Abstinenzerreichung zum Ziel hatten, als zwecklos erachtet. Verbreitet war etwa die Auffassung, dass der Opiatabhängige »erstmal in der Gosse liegen müsse«, um zu verstehen, dass er auf dem falschen Wege sei und »umkehren« müsse. Man war also noch weit entfernt von einem angemessenen Verständnis der zumeist hinter mit dem Symptom Sucht sich verbergenden vielfältigen und teilweise gravierenden psychiatrischen Erkrankungen.
Allerdings gab es schon Anfang der 1970er-Jahre in England, wo Heroin seit 1920 durchgehend bis heute verschreibungs-

fähig geblieben ist, vereinzelte Studien, die die Verschreibung von Heroin im Vergleich zu Methadon untersucht haben (HARTNOLL & MITCHESON 1980). Dazu zählt auch die Nachuntersuchung einiger Patienten, die zwischen 1969 und 1979 in Großbritannien als Opiatabhängige von ihren niedergelassenen Ärzten Heroin verschrieben bekamen (STIMSON & OPPENHEIMER 1982). Die Ergebnisse wiesen eindeutig auf einen positiven Effekt der Heroinverschreibung hin, waren aber aufgrund der geringen Zahl von erhobenen Faktoren, die den Behandlungserfolg abbilden sollten, nur begrenzt aussagefähig. Da auch das politische Klima nicht für eine Heroinverschreibung geeignet schien, wurde von einer Fortführung der Heroinverschreibung abgesehen, obgleich es von britischen Ärzten in einigen Fällen weiter an Opiatabhängige verschrieben wurde. Auch in den Niederlanden konnte eine Heroinverschreibung trotz entsprechender Initiativen nicht erreicht werden. Doch wurde, vermutlich als Kompromiss, ein Forschungsprojekt zur Verschreibung von injizierbarem Morphin bei Drogenabhängigen realisiert (BLANKEN et al. 2010).
Frischen Wind erhielt die Heroinverschreibung ebenfalls in den 1970er-Jahren dann wieder durch die Initiative eines Arztes in Liverpool: John Marks verschrieb einer Reihe von Abhängigen dauerhaft Heroin. Seine Behandlungspraxis wurde weithin bekannt und von den Behörden toleriert, sodass er über einige Jahre Erfahrungen sammeln konnte.
In der Schweiz forderten 1979 19 Abgeordnete in einer Nationalrats-Petition eine »kontrollierte Drogenabgabe«. Daraus entwickelte sich dann seit Beginn der 1980er-Jahre – vor allem durch die Bedrohung einer Weiterverbreitung des HIV-Virus durch Drogenabhängige – eine gesellschaftliche Tendenz, durch »niedrigschwellige« Angebote für Drogenabhängige diese von den gefährdenden Bedingungen des Drogenkonsums auf der Szene zu befreien und auch die Kriminalität deutlich zu

vermindern. Nach ersten Organisationsversuchen jener Menschen, die für eine akzeptanzorientierte Arbeit mit Drogenabhängigen eintraten, und der Einführung von Spritzenausgaben und Methadonsubstitution Mitte der 1980er-Jahre kam es zu weiteren Ansätzen, eine Heroinverschreibung zu organisieren. Erste Vorstöße scheiterten zunächst, bekamen aber zu Beginn der 1990er-Jahre neuen Auftrieb, als sich in einigen Großstädten der Schweiz sog. »offene Drogenszenen« (öffentliche Plätze, an denen offen Drogen gehandelt und konsumiert wurden) bildeten und zu einem ordnungspolitischen Problem wurden. Nachdem eine Schweizer Abordnung John Marks in Liverpool besuchte und dessen Behandlungsansatz als sinnvoll und medizinisch legitim erkannte, wurden Initiativen ergriffen, um eine solidere wissenschaftliche Grundlage für eine derartige Behandlung zu schaffen. Der engagierte Schweizer Arzt Andre Seidenberg schrieb um 1990 ein Konzept für Versuche zur »diversifizierten Drogenverschreibung und -abgabe (DDD)«. Diese Versuche hatten zum Ziel, Todesfälle, Virenübertragungen und Gefährdungen durch Verunreinigungen zu vermindern. Außerdem sollten soziale Stigmatisierung, Beschaffungskriminalität, Gewalttätigkeiten und Straßenprostitution reduziert werden. In Bezug auf die Erreichung dieser Ziele wurden die Wirkungen von Heroin und Methadon verglichen. Obgleich an dem ursprünglichen Design des Versuches diverse problematische Veränderungen erzwungen wurden, war die Aufnahme in den Schweizer Städten bzw. Kantonen wie auch die Resultate weitgehend positiv (Swiss Federal Office of Public Health 2005; Seidenberg & Honegger 1998).

Im Jahre 1990 trafen sich in Frankfurt am Main Vertreter der Städte Amsterdam, Zürich, Hamburg und Frankfurt und verfassten gemeinsam die »Frankfurter Resolution«. Bis heute haben mehr als 20 europäische Städte dieses Dokument unterzeichnet. Die Verfasser stellten fest, »dass der Versuch der Eliminierung des Drogenangebots und des Drogenkonsums aus unserem Kulturkreis gescheitert ist und die Nachfrage nach Drogen trotz aller Aufklärungsbemühungen weiter anhält. Die Sucht nach Drogen ist ein gesellschaftliches Phänomen, das die Drogenpolitik nicht verhindern, sondern nur regulieren und allenfalls begrenzen kann. Eine Drogenpolitik, die Sucht ausschließlich mit Strafrecht und Zwang zur Abstinenz bekämpfen will, ist gescheitert. Kriminalisierung steht der Drogenhilfe und Drogentherapie im Weg und weist Polizei und Justiz eine Aufgabe zu, die sich nicht lösen können«.

Die daraus resultierenden Konsequenzen lauteten: »In der Drogenpolitik müssen die Prioritäten dramatisch geändert werden. Hilfe für die Süchtigen darf nicht im Schatten der strafrechtlichen Verfolgung stehen, sondern muss zusammen mit Prävention und Erziehungsarbeit gleichrangiges Ziel der Drogenpolitik sein. Im Umgang mit Drogenabhängigkeit und Drogenabhängigen muss ein Hochmaß an sozial- und gesundheitlicher Hilfe ermöglicht und repressive Interventionen auf ein Mindestmaß reduziert werden.

Wer Leid, Elend und Tod verringern will, muss die Süchtigen erstens vom Druck der polizeilichen Verfolgung wegen ihres Drogengebrauchs befreien und darf zweitens die Hilfeangebote nicht an das strikte Ziel totaler Drogenabstinenz koppeln. Hilfe soll nicht nur auf Ausstieg aus der Drogenabhängigkeit abzielen, sondern muss auch ein menschenwürdiges Leben mit Drogen ermöglichen.«

Die Schweiz entschied sich 1991 mit Versuchen zur Heroinverschreibung zu starten. Behandelt werden sollten nur »Schwerstabhängige«, eine Substanzmitgabe war ausgeschlossen und die Abgabe nur unter ärztlicher Aufsicht in Spezialambulanzen möglich. Als »Fernziel« musste, entgegen den Wünschen der Initiatoren, die völlige Drogenabstinenz mit aufgenommen werden. Der international renommierte Psychiater Prof. Ambros Uchtenhagen konnte für die wissenschaftliche Begleitforschung am Projekt gewonnen werden und verlieh ihm international Glaubwürdigkeit. Doch erst 1994 waren die Vorbereitungen soweit abgeschlossen, dass die Versuche beginnen konnten. Man verglich die Behandlung von 700 Patienten, je 250 unter intravenöser Gabe von Heroin und Morphin sowie 200 unter injiziertem Methadon. Es erwies sich, dass die Behandlung mit Morphin mit erheblich mehr unerwünschten Nebenwirkungen verbunden war, sodass Heroin zu favorisieren sei (Swiss Federal Office of Public Health 2005). Schon vor Abschluss der Studie wurden ihre wesentlichen Ergebnisse einigen Holländischen Gremien bekannt gemacht. Daraufhin empfahl der niederländische Gesundheitsrat auch in Holland Versuche zur Heroinverschreibung. Die Schweizer Studie wurde Ende 1996 abgeschlossen, die Versuche in Holland 1998 gestartet. Seit dieser Zeit wurde in der Schweiz die Behandlung ausgeweitet auf derzeit etwa 1350 Patienten. Diese Behandlungen laufen, da in der Schweiz bislang keine Medikamentenzulassungsstudie durchgeführt wurde, weiterhin als »Experiment«. In den folgenden Jahren entwickelte sich, vermutlich durch die Eigenständigkeit der Kantone, in denen die Behandlung stattfand, eine erheblich differierende Kultur in der Behandlungspraxis. In einigen Behandlungsstellen wurden Versuche mit weitgehender Freiheit (z.B. Öffnung über den ganzen Tag, kein Zwang zu erscheinen, Beikonsum kein Problem usw.), aber auch mit deutlich restriktiveren Behandlungsregimes durchgeführt (Rihs-Middel et al. 2005). Zudem gab es Versuche zur Prüfung der Akzeptanz verschiedener Verabreichungsformen (Spritzen, Rauchen, Schnupfen, Tabletteneinnahme), die zeigten, dass die intravenöse und intramuskuläre Injektion, aber in erstaunlichem Maße auch die Einnahme in Tablettenform (ca. 30%) von den Patienten favorisiert wurden.

## Heroingestütze Behandlung

Mittlerweile blickt die Schweiz auf eine umfangreiche Behandlungserfahrung von mehr als 15 Jahren in 21 Spezialambulanzen und zwei Gefängnissen zurück (Rihs-Middel et al. 2005). Da es sich im Verlauf dieser Jahre gezeigt hat, dass es sich nicht nur um eine Heroinverschreibung an Abhängige handelt, sondern das Behandlungskonzept eine ganze Reihe weiterer Aspekte umfasst, die es deutlich von der Methadonsubstitution unterscheiden, wurde in der Schweiz die Bezeichnung »Heroingestützte Behandlung (HeGeBe)« für das Verfahren eingeführt. Diese Bezeichnung erscheint auch aus unserer fachlichen Sicht sinnvoll und soll von daher in diesem Buch übernommen werden.
Hingewiesen sei abschließend noch auf die (Forschungs-)Projekte zur Heroingestützten Behandlung, wie sie in seit etwa 2005 in Kanada, Holland, Spanien und Dänemark durchgeführt werden bzw. wurden (s. www.heroinstudie.de).

## Die Heroingestützte Behandlung in Deutschland

Die Heroingestützte Behandlung hat auch in der Bundesrepublik eine längere Vorgeschichte. Sie beginnt im März 1992 mit einem Antrag der Hansestadt Hamburg zur Änderung des Betäubungsmittelgesetzes (BtMG) im Bundesrat, um Versuche zur Heroinverschreibung zu ermöglichen. 1993 stellte die Stadt Frankfurt/M. beim Bundesgesundheitsamt (BGA) einen Antrag auf Erlaubniserteilung zur wissenschaftlichen Erforschung einer kontrollierten Heroinverabreichung, der jedoch abgelehnt wurde. Allerdings kam es 1993 und 1994 zu Aktivitäten des Bundesrates, die das BtMG so modifizieren, dass solche Versuche möglich wurden. Doch diese Gesetzesinitiative fand keine parlamentarische Mehrheit im Bundestag. Erst im Oktober 1998 wurde im Koalitionsvertrag der rot-grünen Bundesregierung ein umfangreicher Modellversuch mit wissenschaftlicher Begleitung vereinbart.

Im folgenden Jahr wurde eine Trägergemeinschaft aus Bund, Ländern und Städten zur Vorbereitung und Durchführung eines Modellversuchs gebildet. Sie bestand aus dem Bundesgesundheitsministerium, den Städten Essen (später Bonn), Frankfurt/M., Hannover, Karlsruhe, Köln und München sowie den Bundesländern Hamburg, Hessen, Nordrhein-Westfalen und Niedersachsen. Im Oktober 1999 beschloss diese Trägergemeinschaft, eine klinische Arzneimittelprüfung zur Medikamentenzulassung von Heroin als einen Modellversuch zur Heroingestützten Behandlung durchzuführen.

Immer wieder wurde auch die Frage gestellt, warum sich denn keine Pharmafirma gefunden habe, die eine Zulassungsstudie organisieren und bezahlen könnte. Wie schon beschrieben, hat es auf Heroin niemals ein Patent gegeben, sodass es – nach einer etwaigen Zulassung – jeder Pharma-Firma offenstünde, dieses Medikament herzustellen und zu verkaufen. Dies völlig unabhängig davon, ob sie etwas zu der millionschweren klinischen Zulassungsstudie beigetragen hätte oder nicht. Das macht erklärlich, warum sich keine Firma bereit fand, eine solch aufwendige Studie durchzuführen. Daher musste letztlich die öffentliche Hand einspringen, um diese Patienten nicht unversorgt zu lassen und mit der internationalen medizinischen Entwicklung Schritt zu halten.

Nach umfassender Vorbereitung durch Prof. Michael Krausz und Mitarbeitern vom »Zentrum für interdisziplinäre Suchtforschung« in Hamburg genehmigten die Ethikkommission der Hamburger Ärztekammer und das Bundesinstitut für Arzneimittel und Medizinprodukte den entsprechenden Versuchsplan für eine klinische Arzneimittelprüfung. Im Jahre 2001 unterzeichneten die beteiligten Städte und Länder eine diesbezügliche Kooperationsvereinbarung.

Mit der wissenschaftlichen Planung und Durchführung der Studie wurde das »Zentrum für Interdisziplinäre Suchtforschung« der Universität Hamburg beauftragt (Prof. Dr. Dieter Naber und Prof. Dr. Christian Haasen). Der Versuchsplan sah vor, die Sicherheit und Effektivität einer Heroinabgabe (dreimal täglich intravenös) unter kontrollierten Bedingungen im Vergleich mit einer Methadonabgabe (einmal täglich oral) zu untersuchen. Dafür wurden in sieben Städten spezielle Studienambulanzen gegründet, in denen die Behandlung von insgesamt 1 300 Patienten durchgeführt werden sollte. Anfang 2002 begann die Behandlungsphase der Studie, die zwei Jahre andauerte.

Es gab zwei grundsätzliche Probleme während der Studie bzw. ihrer Auswertung, die besondere Erwähnung verdienen. Zum einen durften in die Studie nur Patienten eingeschlossen werden, für die sich die Behandlung mit Methadon als nicht durchführbar erwiesen hatte (»gescheiterte Methadonsubstitution«). Eigenartigerweise sollten 50 % genau dieser Patienten mit dem – für sie ja nicht geeigneten – Methadon behandelt werden, was absurd erscheinen muss. Zwar bestand die Möglichkeit, nach dem ersten Studienjahr in die Behandlung mit Heroin überzuwechseln, aber dies wurde von ganz wenigen Patienten durchgehalten. Der überwiegende Teil von denen, die das »Methadon-Los« gezogen hatten, stieg dagegen nach kurzer Zeit aus der Studie aus bzw. erschien erst gar nicht zum Behandlungsbeginn. Diese enorme Zahl von Studienabbrechern (sog. »Drop-outs«) führte zu erheblichen Verzerrungen in Bezug auf die Resultate der Studie. Es ist bei Medikamentenstudien nämlich grundsätzlich so, dass Patienten, die aus der Gruppe derjenigen, die mit dem »alten« Medikament (in diesem Fall Methadon) aussteigen, bezüglich ihres Behandlungsergebnisses maximal negativ gegen das »neue« Medikament (= Heroin) gewertet werden. So ist es leicht vorstellbar, dass bei dieser enormen Zahl von Drop-outs die Ergebnisse gewaltig gegen die mit Heroin behandelte Gruppe verschoben wurden. Deshalb sind aus unserer Sicht die »offiziellen« Ergebnisse der Heroingruppe in der Studie erheblich schlechter als es von uns – den »Ärzten vor Ort« – nachvollziehbar war. In Hannover mussten etwa 30% der Patienten der Methadongruppe von uns nach einem Jahr im Gefängnis untersucht werden. Auch diese wurden negativ gegen die Heroingruppe gewertet.

Nach einem und nach zwei Jahren erfolgten die detaillierten Auswertungen, wie sie bei Medikamententenzulassungsstudien üblich sind. Zusätzlich zu den medizinischen wurden von soziologischer und kriminologischer Seite diverse Daten erhoben. Die Auswertung demonstrierte trotz der oben geschilderten Probleme eine deutliche Überlegenheit der Heroinbehandlung gegenüber der Methadonbehandlung und zeigte zudem, dass eine gefahrlose Anwendung (kein Todesfall, keine bleibende Schädigung) unter kontrollierten Bedingungen möglich ist. Noch 2005 wurde dann ein Zulassungsantrag für Heroin als Medikament in der Substitutionsbehandlung beim Bundesinstitut für Arzneimittel und Medizinprodukte (BfArM) gestellt.

Heroin konnte jedoch nicht als Medikament zugelassen werden, ohne dass vorher seine Einstufung als »gefährliches Betäubungsmittel ohne medizinische Verwendung« im Gesetz verändert wurde. Dies macht erforderlich, dass die gesetzgeberischen Instanzen wie Bundesrat, Bundeskabinett und Bundestag vorher eine entsprechende Gesetzesänderung beschließen. Über diesen Zusammenhang wurde die Heroingestützte

Behandlung wieder zum kontrovers diskutierten Politikum. Sie wäre sonst ohne Weiteres als neue Behandlungsoption bei Opiatabhängigen eingeführt worden. Nach einem jahrelangen Hin und Her der politischen Fraktionen kam es im Jahre 2009 endlich zur Genehmigung einer Gesetzesvorlage zur Heroingestützten Behandlung. Ende 2009 erfolgte dann die Zulassung von Heroin als Medikament.

Bis zur bundesweiten Einführung dieser Behandlungsform laufen die bisher tätigen Modellprojekt-Ambulanzen im Sonderstatus mit Ausnahmegenehmigungen gemäß BtMG weiter. Im Verlauf der Jahre von 2005–2009 kam es wiederholt zu Problemen mit der Weiterfinanzierung der laufenden Modellprojekte. Teilweise wurde sogar versucht, die Projekte durch finanzielle Kürzungen und das Verbot der Neuaufnahme von Patienten (obgleich größere Kapazitäten in den laufenden Ambulanzen vorhanden waren) quasi »auszutrocknen«. In einzelnen Einrichtungen ist das auch teilweise gelungen. Andere konnten sich dagegen, trotz gravierender Widerstände und finanzieller Engpässe, weitgehend behaupten.

# 2 Psychopharmakologie von Heroin

## Einleitung

Obgleich die Opiate eine bis ins Altertum zurückreichende Geschichte in der Medizin und in der Behandlung psychiatrischer Symptome haben, findet sich bisher keine systematische Beschreibung von Heroin (Diacetylmorphin) als Psychopharmakon. Es würde den Rahmen dieses Buches sprengen, wollte man eine komplette Pharmakologie und Psychopharmakologie von Heroin liefern. Es sollen hier jedoch in kurzer und prägnanter Form diejenigen Zusammenhänge und Informationen erläutert werden, die als Hintergrund und für die tägliche Praxis von Bedeutung sind.

### Endogene Opioide

In den 1970er-Jahren wurde im menschlichen Organismus ein System von Opiatrezeptoren gefunden, welches eine Reihe von körperlichen und psychischen Prozessen bzw. Befindlichkeiten beeinflusst. Erst eine ganze Weile später fand man auch die körpereigenen Stoffe, die sogenannten »Endorphine«, die, obwohl vom molekularen Aufbau her völlig anders, dieses System endogen aktivieren. Nach deren Entdeckung wurde in der begleitenden Forschung bei allen möglichen physiologischen und psychischen Vorgängen eine Beteiligung des »Endorphinsystems« vermutet. Davon ist man heute wieder weitgehend abgerückt und betrachtet dieses System lediglich als eines von vielen, welche die Vorgänge im Organismus regeln bzw. beeinflussen.

Hatte man zunächst vermutet, dass die körpereigenen Opiate eine weitgehend andere Struktur als Morphin hätten, so zeigten neuere Forschungen, dass im menschlichen Organismus auch Morphin synthetisiert wird (Cardinale et al. 1987). Dieses scheint eine wichtige Rolle bei der Regulation von Immunsystem, psychischem Befinden, Verhaltensmotivation und Schmerzwahrnehmung zu spielen (Stefano et al. 2000; Amann & Zenk 1996).

## Unterschiede von Opium, Morphin und Heroin

Immer wieder wird beschrieben, dass es sich bei Morphin um den Hauptwirkstoff des Opiums handelt. Dies ist jedoch nur sehr bedingt richtig, da noch eine Reihe anderer körperlich und psychisch wirksamer Alkaloide im Opium vorkommen. Diese üben erst im Zusammenwirken die für Opium typische Wirkung aus. Eine beruhigende Wirkung geht von den Stoffen Morphin, Codein und Narcein aus. Die Stoffe Thebain, Papaverin und Narkotin wirken dagegen (teils auch sexuell) erregend. Aus dem Zusammenspiel dieser Stoffe, das heißt einer Kombination der beruhigenden und der erregenden Wirkungen, ergibt sich die für Opium typische Rauschwirkung.

Kennzeichnend für den Opiumrausch ist die Passivitätsneigung, eine milde euphorische Stimmungsveränderung und das Erscheinen von Fantasien und inneren Bildern, an deren fantasiereicher Ausgestaltung sich die Konsumenten erfreuen, ihnen gar zu verfallen neigen. Die Inhalte dieser Fantasiebildungen sind von allerlei Art, nicht zuletzt auch von sexuellen Erregungen mitgestaltet. Die für Opium kennzeichnenden träumerischen Zustände und Fantasien kommen nicht durch die beruhigende Komponente des Opiums, sondern durch die erregenden Stoffe zustande. Von zweien dieser erregenden Stoffe ist bekannt, dass sie eine sexuelle Stimulation hervorrufen, die

in die Ausgestaltung der tagtraumartigen Erscheinungen einfließt.
Opium enthält demnach eine Reihe von psychophysisch wirksamen Stoffen, die ein Zustandsbild mit erregenden und beruhigenden Anteilen erzeugen. Das reine Morphin (und auch das Heroin) hat dagegen praktisch nur eine beruhigende und psychisch stabilisierende, manchmal auch euphorisierende Wirkung. Allerdings können, wie die weiter unten folgende Beschreibung der subjektiven Heroinwirkungen zeigt, auch Tagträumereien begünstigt werden. Diese sind jedoch nicht wie beim Opium durch erregende Stoffe verursacht, sondern kommen eher durch eine in Richtung Schlaf gehende Absenkung des Erregungsniveaus im Gehirn zustande und erinnern von daher mehr an die Zustände, wie sie uns allen aus kurzen Momenten einer Phase kurz vor dem Einschlafen bekannt sind. Sie bleiben undeutlicher, sind gefühlsmäßig kaum einmal bewegend und nur wenig von erregenden oder innerlich anrührenden Inhalten geprägt. Zudem lassen die während der ersten Wochen des Konsums intensiv empfundenen, subjektiven Wirkungen bei dauerhafter Verabreichung stark nach.
Es sei noch der Hinweis erlaubt, dass die pharmakologischen und psychopharmakologische Wirkungen von Morphin und Heroin weitgehend identisch sind. Bei der Gabe von Heroin findet man lediglich einen etwas stärkeren »Flash« und eine etwas ausgeprägtere Euphorie (wenn eine solche denn überhaupt auftritt, s. u.), da es schneller die Blut-Hirn-Schranke überwindet und ins Gehirn gelangt.

## Pharmakokinetik

Die Pharmakokinetik beschreibt die Verteilung eines Stoffes in den Geweben des Organismus, den Zeitverlauf des Blutplasmaspiegels und der Wirkungen des Pharmakons. Zur Pharmakokinetik des Heroins soll hier nur ein kurzer Überblick gegeben werden.

Bei Heroin (= Diacetylmorphin) handelt es sich um doppelt acetyliertes Morphin. Durch die doppelte Acetylierung wird die Fettlöslichkeit erhöht und die Polarität (elektrische Ladung) des Moleküls verringert, sodass es besser über die sogenannte Blut-Hirn-Schranke ins Gehirn gelangen kann. Bei der Blut-Hirn-Schranke handelt es sich um eine besondere Ummantelung aller Gefäße, die das Gehirn durchziehen. Diese Ummantelung sorgt dafür, dass nicht alle Stoffe, die im Blut zirkulieren, auch in das Gehirn gelangen. Jedes Pharmakon, das im Gehirn wirksam werden soll, muss also diese Schranke passieren. Heroin wird sehr schnell enzymatisch zu O-6-Monoacetylmorphin und dieses weiter zu Morphin gespalten. Inwieweit Monoacetylmorphin seinerseits als Träger psychotroper Eigenschaften infrage kommt, ist noch ungeklärt.

Neuere Forschungen zeigen, dass sich die Stärke der psychischen Wirkungen danach richtet, wie schnell ein Molekül in der Lage ist, in das Gehirn zu gelangen. Dies ist entscheidend von der Aufnahmeform des Pharmakons abhängig. Schluckt man eine Tablette, so kann man damit rechnen, dass innerhalb von 30–60 Minuten eine Wirkung eintritt. Erst dann sind die enthaltenen Stoffe in den Magen-Darm-Trakt gelangt, von dort in das Blut aufgenommen und in den Körpergeweben so verteilt worden, dass sie an den »Zielorten« tatsächlich eine Wirkung entfalten können. Der Wirkungseintritt kann jedoch beschleunigt werde, wenn das Pharmakon über andere

Wege zugeführt wird. Bei Heroin sind drei Zuführungswege gebräuchlich: 1. das Schnupfen, 2. das Rauchen und 3. die Injektion in eine Vene (intravenöse Injektion). Am schnellsten gelangt ein Pharmakon über das Rauchen ins Gehirn, da es bei der Aufnahme über die Lunge mit dem Blut nicht einmal durch das ganze Herz gepumpt werden braucht, sondern von der linken Herzkammer aus direkt ins Gehirn gelangt. Allerdings geht beim Rauchen eine gewisse Menge der Stoffe durch den Verbrennungsvorgang verloren. Beim Schnupfen dauert der Wirkungseintritt etwas länger (ca. 2–5 Minuten), da die über die Nasenschleimhaut in den Blutkreislauf übergetretene Substanz sich zunächst im gesamten Blutstrom verteilt und erst dann ins Gehirn gelangt. Durch Hängenbleiben an der Nasenschleimhaut und die schnelle Verteilung in andere Körpergewebe gibt es allerdings auch bei dieser Zuführungsform einen Teilverlust der Wirksubstanz. Dies erklärt, warum von den meisten Opiatabhängigen die »effektivste« Methode der Verabreichung genutzt wird: Die intravenöse Injektion. Hierbei wird die Substanz direkt in die Venen, das heißt in die das Blut zum Herzen und zur Lunge führenden Gefäße, eingespritzt. Dabei kommt es nur zu einer geringfügigen Verteilung in den anderen Geweben des Körpers, der größte Teil der Substanz gelangt unmittelbar in das Gehirn.

## Pharmakodynamik

Die Pharmakodynamik beschreibt die Art und Weise, wie eine Substanz zur Wirkung gelangt, beispielsweise an welche Rezeptoren sie andockt und welche Wirkungen daraus resultieren. Heroin führt, vermutlich vermittelt durch μ-Opiatrezeptoren, zu einer Stimmungshebung, Angstverminderung und psychische Stabilisierung. Es greift auf vielfältige Weise in die Gehirnaktivität ein. So konnte nach Heroingabe eine Zunahme des Blutflusses im Hippocampus nachgewiesen werden (SELL et al. 1999), einem Hirnareal, in dem Gedächtnisinhalte integriert und Lern- und Verstärkungsprozesse beeinflusst werden. Das menschliche Motivations- und Verhaltensverstärkungssystem (auch »Belohnungssystem«) wird derzeit in den sogenannten mesolimbischen Strukturen (ventrales tegmentales Areal und Nucleus accumbens), die etwa in der Hirnmitte liegen, lokalisiert. Diese beeinflussen im Vorderhirn Bereiche, die Motivation und Verhaltensausrichtung steuern. Unter Heroinwirkung konnte keine Aktivitätszunahme in diesen Bereichen gefunden werden, obgleich dies lange Zeit vermutet wurde (DAGLISH et al. 2008).

Die Ergebnisse der Bildgebungsstudien zur Opiatwirkung im Gehirn weisen insgesamt starke Unterschiede auf, die nicht ohne Weiteres erklärbar sind. Die Bildgebungstechnologie steht noch immer am Anfang und einige widersprüchliche Ergebnisse dürften darauf zurückzuführen sein. In den Studien finden sich gleichermaßen Hinweise, dass einige Hirnbereiche mehr oder auch weniger durchblutet sind bzw. einen vermehrten oder verminderten Stoffwechsel aufweisen (GUYER et al. 2007; KOSEL et al. 2008; LONDON et al. 1990). Die Aktivierung bzw. Deaktivierung der in der Literatur beschrieben Hirnregionen ist jedoch widersprüchlich und ergibt bisher kein einheitliches Modell der neurophysiologischen Heroinwirkungen. Insofern bleibt weitere Forschung abzuwarten.

Zwei Studien verdienen jedoch besondere Erwähnung. Die eine untersuchte, inwieweit die Ausschüttung des – das »Belohnungssystem« stimulierenden – Neurotransmitters Dopamin durch die Verabreichung von Heroin gesteigert wird. Sie zeigte, dass es, im Unterschied zu den Stimulantien Kokain und Amphetamin, nicht zu einer vermehrten Ausschüttung dieses

Transmitters kommt (DAGLISH et al. 2008). Demnach spielt also die Stimulation des sogenannten »Belohnungssystems« keine maßgebliche Rolle für die Initiierung bzw. Aufrechterhaltung der Opiatabhängigkeit. Dies steht in klarem Gegensatz zu dem, was lange vermutet und in theoretische Modelle umgesetzt wurde. Aber auch wenn dieses System nicht durch Heroin direkt stimuliert wird, so bedeutet dies nicht, dass es bei der Motivationsbildung zur Wiedererlangung der Substanz keine Rolle spielt (SELL et al. 1999).

Die andere Studie erfolgte mit der Methode der Positronen-Emissions-Tomografie, mit der die Durchblutungsstärke im Gehirn darstellt werden kann. In dieser Studie wurde herausgefunden, dass die äußere Hirnschicht (die Hirnrinde oder Schicht der »grauen Zellen«) unter der Wirkung von Morphin erheblich weniger durchblutet wird (LONDON et al. 1990). Das würde mit den subjektiv wahrgenommenen Wirkungen des Morphins wie z. B. »Beruhigung« oder »Gedankenleere« übereinstimmen. Da auch andere Drogensubstanzen wie Kokain und Amphetamin eine solche Verringerung der Durchblutung der Hirnrinde verursachen, vertreten einige Forscher die Ansicht, dass diese Art der Durchblutungsminderung mit einer Stimmungshebung in Beziehung steht. Zudem wird als Ursache der Durchblutungsminderung diskutiert, dass das Gehirn unter der Substanzwirkung in einen »Sparmodus« umschalte, wenn es den Eindruck habe, dass »alles bestens« sei, das heißt, keine Anstrengung zur Erreichung irgendwelcher Ziele mehr notwendig erscheint (LONDON et al. 1990).

ABBILDUNG 1 Injektionsflaschen und Verpackung von Diaphin (= Heroin)

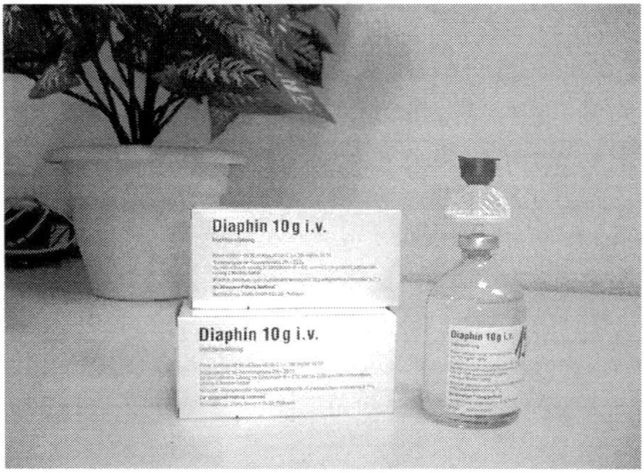


# Psychopharmakologische Effekte

## Psychische Wirkungen psychoaktiver Opiate

Obgleich wir über eine Reihe von Beschreibungen der durch Opium erzeugten psychischen Veränderungen in der schönen Literatur verfügen (z. B. Jean Cocteau, Thomas deQuincey, Charles Baudelaire), gibt es bisher keine systematische Beschreibung der psychischen Wirkungen des Opiums, des Morphins oder Heroins. Nicht zuletzt aufgrund der Assoziation psychoaktiver Opiate mit Sucht, Krankheit und Verwahrlosung gibt es stattdessen eine Vielzahl von Missverständnissen und letztlich große Unkenntnis über die Art der psychischen Opiatwirkungen. Diesem soll mit der folgenden Beschreibung abgeholfen werden.

## Beschreibung subjektiver Heroinwirkungen

Die moderne Erforschung der Wirkungen von Morphin bzw. Heroin begann an der Harvard Medical School (Boston, USA) in den 1950er-Jahren. Bei Experimenten an 20 gesunden Freiwilligen mit subkutanen Heroininjektionen wurden als psychische Wirkungen 1. mentale und physische Inaktivität, 2. Trübung des Bewusstseins und 3. ein »subjektives Sicherheitsempfinden« beschrieben.

Da aus der Literatur zu Opiaten außer Stichworten praktisch nichts über die subjektiven Wirkungen der Opiate zu entnehmen ist, soll unter Verwendung von zwei Konsumentenbefragungen (ELIAS 2001; AARBURG 1998) und eigenen Explorationen von Patienten versucht werden, die subjektiven Opiatwirkungen näher zu charakterisieren. Die Einteilung der Befindlichkeitsveränderungen stammt von uns.

**I. Initialphase (5–240 Sekunden post injectionem)**

- *Körperliches Empfinden: Wärme, Entspannung, Wohlbehagen*

Etwa fünf Sekunden nach der intravenösen Injektion scheint ein wohliges Glücksgefühl den Körper wie eine Woge zu durchfluten (»Flash«). Beschrieben wird es als ein »körperliches Wärme- und Wohlgefühl«, verbunden mit Entspanntsein, das in der Magengegend beginnt und sich über den gesamten Körperbereich ausbreitet. Oft ist es mit Gefühlen der Geborgenheit, Zufriedenheit und dem »Gefühl allgemeiner Beruhigung« verbunden, insbesondere dann, wenn vorher Unruhe oder Aufgewühltsein bestanden haben. Das Denken tritt in den Hintergrund, die geistigen Vollzüge sind generell merkbar reduziert.

**II. Hauptphase (3–150 Minuten post injectionem)**

- *Vigilanzminderung und Tagträumerei*

Bereits in der ersten Minute nach der Injektion kommt es zur Minderung der Wachheit und einer Abwendung von der Außenwelt. Die Konsumenten wirken körperlich erschlafft, abwesend, wie eingeschlafen und haben die Augen fast immer geschlossen. Sie scheinen von der Umwelt kaum noch etwas mitzubekommen. Nur wenige Personen schlafen jedoch tatsächlich ein. Häufig wird die Umwelt sogar überraschend sensibel wahrgenommen und Umweltreize werden präzise registriert, insbesondere dann, wenn diese Relevanz für den Heroinkonsumenten haben. »Man ist dann praktisch in einem Halbschlaf. Man schläft, für sich innerlich, träumt, aber alles, was um einen herum passiert, Gespräche und Geräusche, nimmt man trotzdem noch wahr.«

Dieser Zustand eingeschränkter Wahrnehmung kann mit einem wohlig empfundenen »Schweben« bei fehlendem Gedankenfluss und Gefühlsempfinden verbunden sein: »totale Funkstille«, »wie abgeschaltet«, »man nimmt von sich selbst nur noch wenig wahr«.

- *Schutz und Geborgenheit*

  In der Hauptphase des Rausches scheint sich das psychische Erleben in weitgehend einheitlicher Weise zu verändern. Konsumenten berichten fast immer über ein Empfinden von Geborgenheit und Geschütztheit. »Ich bin in der Welt und in mir selbst geborgen und mir kann nichts passieren.« Negative Einflüsse aus der Innen- und der Außenwelt werden kaum noch wahrgenommen, Angstgefühle und Sorgen scheinen nicht mehr existent, sondern weichen dem Gefühl der unbesorgten Harmonie. »Alles, woran ich vorher gedacht hatte, die Probleme, über die ich mir den Kopf zerbrochen hatte, sind nicht mehr da gewesen.«

  Sehr häufig findet sich die Metapher des Mutterleibes, in den man quasi wieder zurückgekehrt sei: »Warm, geschützt, unangreifbar. Keine Sorgen oder Anstrengungen.« Unter der Wirkung fühle man sich sicher, wie von einem wohltuenden »Schutzmantel« umgeben, der vor Verletzungen und Irritationen schützt.

- *Enthobenheit, Gleichgültigkeit und Dissoziation*
  Im Heroinrausch kommt es zu einer weitgehenden Abkoppelung von der Wahrnehmung der Außenwelt. Nicht selten tritt eine Angstminderung bis zur Angstfreiheit ein. Bedrückende Gefühle und Probleme scheinen wie nicht mehr existent. »Ich nehme die Dinge um mich herum, die mich belastet haben, bevor ich den Druck gemacht habe, nicht mehr wahr. Sie existieren einfach nicht mehr.« Häufig wird über das Gefühl von Gleichgültigkeit berichtet: »Alles ist egal.« Die Mitmenschen erscheinen auf Distanz gebracht, eine Beziehungnahme irrelevant. »Man denkt in dem Zustand, dass sich das Leben leicht bewältigen lässt.«
  »Heroin erlaubt einen Rückzug in eine beinahe magische Welt. Alles Verletzende und Gefährdende bleibt sichtbar, es kann einen aber nicht berühren und verletzen«.
- *Selbstvertrauenszuwachs und leichte Enthemmung*
  Von vielen Konsumenten wird eine Steigerung des Selbstvertrauens beschrieben, ein gesteigertes Zutrauen in die eigenen Kräfte, unterlegt von dem Gefühl der tiefen inneren Ruhe. »Es ist das Gefühl einer Stärke, die ich in Wirklichkeit nicht habe«, »Man ist ruhiger. Und wenn man ruhiger ist, ist man anderen überlegen«. Viele Konsumenten mit Depressivität und Minderwertigkeitsgefühlen berichten von einem Wegfall dieser Bedrückungen. Die Kommunikation mit Mitmenschen wird als leichter und entspannter beschrieben, zwischenmenschlichen Hemmungen scheinen spürbar verringert.

## Beeinträchtigung kognitiver Funktionen

Viele Patienten beschreiben merkbare Beeinträchtigungen von Konzentration und Aufmerksamkeit, was als sehr beeinträchtigend empfunden wird. Neuropsychologische Untersuchungen zur Beeinträchtigung kognitiver und psychomotorischer Funktionen nach Heroineinnahme wurden bisher nicht durchgeführt. Eine Ausnahme ist die Untersuchung von SMITH et al. (1962). Diese erbrachte mittels recht einfacher Tests lediglich das Ergebnis, dass unter der akuten Wirkung von Heroin (und auch Morphin) bei Gesunden eine messbare Einschränkung der kognitiven Funktionen, insbesondere bei komplexen Aufgaben wie Abstraktion und dem Lösen mathematischer Aufgaben, besteht. Naturgemäß dürfte eine große Ähnlichkeit zu den Beeinträchtigungen unter Morphin bestehen. Es ist hier darauf hinzuweisen, dass methadonsubstituierte Patienten bei stabiler Substitution und Freiheit von Beigebrauch auch Kraftfahrzeuge und Maschinen steuern dürfen. Dies kann womöglich nicht auf heroinsubstituierte Patienten übertragen werden, da Heroin im Unterschied zu Methadon stärker in das Gehirn übergeht und deshalb die kognitiven Funktionen und die Reaktionsgeschwindigkeit stärker beeinträchtigen dürfte. Eine Studie an der Universität Hamburg an heroinsubstituierten Patienten ist bisher noch nicht veröffentlicht. Entgegen der Vorannahmen erbrachte diese Studie Hinweise, dass die kognitiven Beeinträchtigungen auch bei heroinsubstituierten Patienten nicht besonders stark ausgeprägt sind.

PETITJEAN et al. (2005) untersuchten heroin- und methadonsubstitutierte Patienten im Vergleich mit gesunden Kontrollpersonen. Unmittelbar nach der Injektion und auch noch einen halbe Stunde später zeigten die Probanden unter Heroin eine deutlich eingeschränkte Konzentrationsleistung. Aus diesem Grund ist anzunehmen, dass die Fahrtüchtigkeit während dieser Zeit sicher nicht gegeben ist.

Verminderungen der Wachheit (Vigilanz) und der Gesamtfunktion des kognitiven Systems treten bei therapeutischen Dosierungen vor allem in den ersten ein bis zwei Wochen auf, verschwinden dann in der Regel bzw. sind deutlich abgeschwächt. Allerdings kann eine Verminderung der Vigilanz und anderer kognitiver Funktionen auch bei langjährigem Gebrauch während der Anflutungsphase unmittelbar nach der Injektion auftreten.

## Zur Frage der Euphorie (und der Grenzen der Toleranzentwicklung)

Die Frage nach dem Auftreten einer Stimmungssteigerung bzw. Euphorie wurde in der Literatur über Opiate immer wieder erstaunlich kontrovers diskutiert mit einem eindeutigen Übergewicht jener Autoren, die eine Euphorie bei gesunden Versuchspersonen nur selten bzw. gar nicht fanden (vgl. z. B. Jasinskis et al. 1986; Beecher 1959). Einige Autoren vermuteten, dass es zu einer ausgeprägten Stimmungsveränderung nur bei Personen käme, die vor dem Versuch unter Depressionen bzw. schlechter Stimmung gelitten hätten.

Haemmig und Tschacher (2001) fanden in einer Studie heraus, dass hohe Heroindosierungen keine stärkere Euphorie induzieren, sondern ganz im Gegenteil eine umgekehrte Beziehung zwischen Dosishöhe und dem Auftreten von Euphorie besteht. Dies bedeutet, dass bei höheren Dosierungen (ab ca. 250–300 mg pro Einzelgabe i. v.) statt der Euphorie in der Regel eine Dysphorie auftritt. Der kombinierte Mechanismus von Sättigung der μ-Rezeptoren und eine Toleranzentwicklung könnten diese umgekehrte Beziehung erklären. Eine dadurch bedingte Schwächung des Verstärkungsmechanismus könnte eine regulierende Wirkung auf die Selbstdosierung haben. Diese wird auch durch eine frühe Untersuchung aus England bestätigt, die beschreibt, wie sich die ersten Ärzte, die in England Heroin an Abhängige abgaben, in der täglichen Vergabepraxis verhielten. Jahrelang gaben sie den Patienten stets nur möglichst geringe Dosen Heroin. Nach dem Motto: Je weniger Substanz der Abhängige einnimmt, desto weniger abhängig ist er. Die Patienten wurden demnach immer etwas bis erheblich unterdosiert. Nachdem später freizügiger und mehr an die Wünsche der Patienten angepasst mit den Dosierungen umgegangen wurde, erwies es sich, dass die Patienten ab einer Dosierung von mehr als 600–800 mg täglich nicht weiter aufdosierten, sondern von ungünstigen Wirkungen und Nebenwirkungen berichteten (PARRY 1992). Dies scheint für den wesentlichen Teil der Patienten zuzutreffen, schließt aber nicht aus, dass bei einigen Patienten höhere Dosen zur Kupierung der psychiatrischen Symptome bzw. zur Überbrückung psychischer Krisensituationen angebracht sein können. Auch dies haben wir wiederholt erlebt. Die maximal brauchbare Dosis liegt aus unserer Sicht im Bereich von 1000–1200 mg (i. v., i. m.) am Tag.

### Kupierung psychiatrischer Symptome durch Diaphin

Gemäß der umfangreichen in den 1990er-Jahren durchgeführten Studien zur sogenannten psychiatrischen Komorbidität bei Opiatabhängigen leidet ein sehr großer Anteil dieser Patienten unter einer erheblichen Beeinträchtigung durch psychiatrische Erkrankungen (Tabelle 2).

Obgleich auch die Hypothese untersucht wurde, inwieweit es sich um Folgewirkungen der Opiatabhängigkeit bzw. der die Drogenabhängigkeit begleitenden Lebensumstände handeln könnte, verdichtet sich die Datenlage dahingehend, dass die psychiatrischen Beeinträchtigungen bzw. Erkrankungen praktisch immer schon vor Beginn der Drogenabhängigkeit bestanden haben (Übersicht in QUIMETTE & BROWN 2003).

**TABELLE 2 Übersicht Studien zur psychiatrischen Komorbidität bei Opiatabhängigen.** Die Abweichungen der Ergebnisse sind auf die Unterschiede bei der Auswahl der Patienten und die Methodik zurückzuführen (k. A. = keine Angabe)

| Autoren | Depressionen | | (Phobische -) und Angststörungen | | Persönlichkeits-störungen | PTSD |
|---|---|---|---|---|---|---|
| | Aktuell | Lebenszeit-prävalenz | Aktuell | Lebenszeit-prävalenz | | |
| Rounsaville et al. 1982 | 20% | 56% | k. A. | k. A. | 13% | k. A. |
| Brooner et al. 1997 | 4% | 19% | k. A. | 8% | 35% | k. A. |
| Krausz et al. 1998 | 8% | 16% | 14% | 30% | k. A. | k. A. |
| Krausz et al. 1999 | 15% | k. A. | k. A. | 13% | 24–28% | k. A. |
| Frei und Rehm 2002 | k. A. | 31% | k. A. | 8% | 42% | k. A. |
| Frei und Rehm2002 | 27% | 55% | 17% | 26% | 58% | k. A. |
| Verthein et al. 2005 | k. A. | 15% | k. A. | 14% | Keine | k. A. |
| Landheim et al. 2006 | k. A. | 58% | k. A. | 81% | 73% | k. A. |

## Wirkungsunterschiede bei beginnendem und chronischem Konsum

Die gerade geschilderten Wirkungen treten in den ersten Wochen der Heroinverabreichung regelmäßig auf, lassen aber dann drastisch nach und sind kaum noch bemerkbar. Das heißt, es entsteht schon nach einigen Wochen der Verabreichung eine starke Wirkungsabschwächung, insbesondere was den anfänglichen »Flash« und die mögliche Euphorie angeht. Dieser Verlust an Wirkung kann auch durch eine Dosissteigerung nicht ausgeglichen werden. Letztlich kommt es nicht mehr zu einem »Rausch« oder durchgreifenden psychischen Befindlichkeitsveränderungen. Diese Wirkungsveränderungen wurden auch in einer – dreimal wiederholten – Umfrage bei 41 Patienten unserer Ambulanz in Hannover beschrieben (Abbildung 2).

**ABBILDUNG 2** **Erhebung zur Rauschwirkung bei 41 Studienteilnehmern**

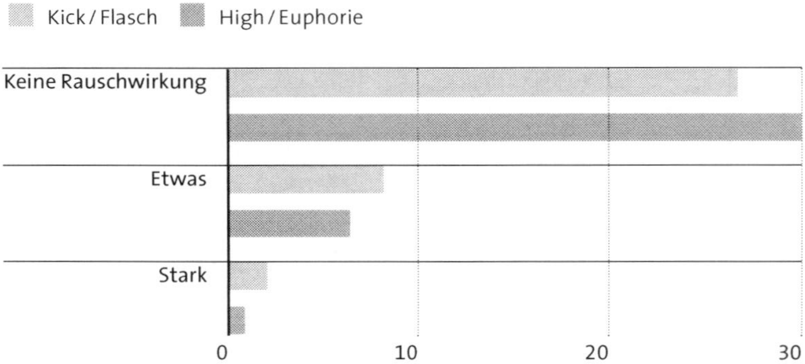


Aus diesem Grund scheint es sachlich geboten, zwischen den Heroinwirkungen bei beginnender und chronischer Verabreichung zu unterscheiden. Die subjektiven Wirkungen bei beginnendem Konsum wurden oben beschrieben. Bei chronischem Konsum treten diese Wirkungen nicht mehr bzw. nur noch stark abgeschwächt auf. Zumeist werden nur noch die körperlichen Begleiterscheinungen wie Jucken, Wärmeempfinden und eine gewisse Beruhigung erlebt. Zudem wird von vielen Patienten eine spürbare »psychische Stabilität« und »Schutzwirkung« (»wie ein Schutzmantel gegen innere und äußere Reize«) empfunden.

Patienten aus unserer Behandlung gaben die folgenden Beschreibungen für typische Restwirkungen bei chronischer Einnahme an:

**Patient 1:** Warm, Empfinden von Wasserrauschen und Wummern, wie im Mutterleib, man könnte einschlafen, aber auch Bäume ausreißen. Desinteresse. Stundenlang beruhigende Wirkung.

**Patient 2:** Beruhigung, geringe Euphorie, Gleichgültigkeitsempfinden.

**Patient 3:** Kann Gedanken an Probleme und an mich selbst gut

**ABBILDUNG 3** **Schematische Darstellung des Wirkungsverlaufes von Diaphin bei intravenöser Verabreichung.**

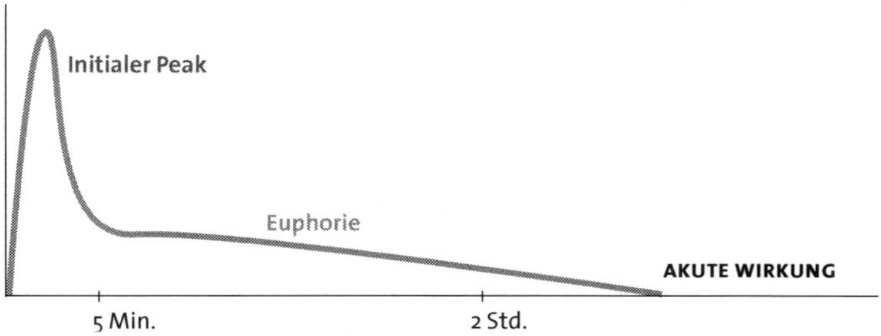


**ABBILDUNG 4** **Schematische Darstellung der zwei Wirkungsaspekte Rausch- und symptomkupierende Wirkungen von Diaphin unter dauerhafter Verabreichung (Toleranzentwicklung).**

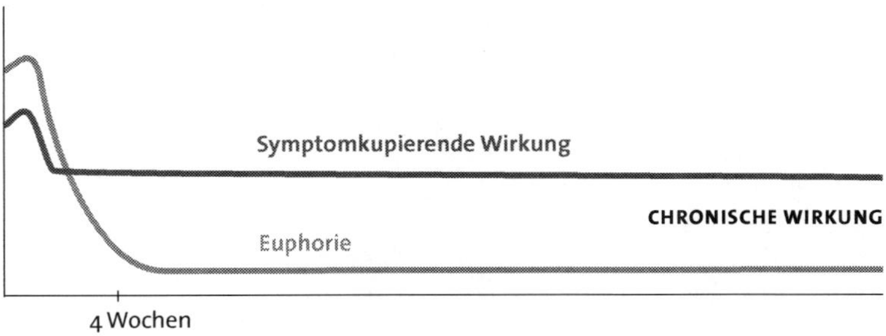


abschirmen. Beruhigende Wirkung. Stress abschalten. Sich stabil fühlen. Gelassenheit und Schutzempfinden.
Eine leichte angstlösende und antidepressive Wirkung bleibt ebenfalls bei chronischer Einnahme bestehen. Schon aus der Frühzeit der Depressionsbehandlung mit Opium ist ein gewisser dauerhafter stimmungsaufhellender Effekt bekannt

und findet sich auch bei der längerfristigen Schmerzbehandlung mit Opiaten. Dieser Effekt ist – solange das Opiat genommen wird – sehr stabil (FREYE 2009). Er könnte somit auch bei Opiatabhängigen eine Rolle spielen. Die angstlösende Wirkung findet sich regelmäßig in den Berichten von Schmerzpatienten als »Entspannungswirkung« unter Opiatbehandlung. Um die bei beginnender und chronischer Verabreichung sich unterscheidenden Wirkungen genauer zu charakterisieren, sind diese in der Tabelle 3 zusammengefasst.

TABELLE 3 **Akute Wirkungen bei Drogennaiven versus Wirkungen bei chronischen Gebrauch** (basierend auf Daten von BEECHER 1959, LASAGNA et al. 1955, MARTIN und FRASER 1961, HAEMMIG und TSCHACHER 2001 und eigenen klinischen Erfahrungen)

XXX = starke Verminderung XX = wirksame Verminderung X = geringe Verminderung
(X) = kaum merkbare Verminderung

| Symptom<br>Aspekt der Rauschwirkung | Akutwirkung bei Drogennaiven | Wirkung bei chronischem Gebrauch |
|---|---|---|
| Wärmegefühl | XXX | XX |
| Entspannung | XX | X |
| Euphorie | (X)–XX | (X) |
| Sorglosigkeitsempfinden,<br>Ausschaltung von Unlustgefühlen | XXX | X |
| Vigilanzminderung | XX | X |
| Geborgenheitsempfinden | XXX | X |
| Leichte Enthemmung<br>Antriebssteigerung | XX | (X) |

Der berühmte deutsche Toxikologe Louis Lewin beschreibt die Opiate als »Seelenberuhigungsmittel«, die es ermöglichten, dass viele »... Gemütsbewegungen dem unter dem chronischen Opiumeinfluss Stehenden fernbleiben« (LEWIN 1927: 54). Zudem komme es zur »Ausschaltung körperlicher oder geistiger Unlustgefühle« (ebd., S. 60). Dies deckt sich mit der Beschreibung von Heroinabhängigen, die kaum noch von Rauschwirkungen, aber von einer Beruhigung und gewissen Abschottung gegen psychische Belastungen sowie der Verringerung von Unlustgefühlen und Depressivität berichten.

## Heroin als Psychopharmakon

Im Zusammenhang mit Substitutionsbehandlungen mit dem Originalstoff Heroin wurde deutlich, dass es sich bei Diacetylmorphin um ein hochwirksames Psychopharmakon mit einem ganz eigenen Wirkungsprofil handeln könnte, welches die Opiatabhängigen als Selbstmedikation zur Kupierung gravierender psychischer Symptome einsetzen (vgl. Quimette & Brown 2003). Aufgrund der Wirkungen bei chronischer Einnahme, wie sie aus der Vergangenheit, aber auch bei mit Morphin behandelten Schmerzkranken mit psychiatrischen Symptomen bekannt sind, lassen sich symptomkupierende (= symptomreduzierende) Effekte von hirnwirksamen Opiaten auf eine ganze Reihe psychiatrischer Symptome ableiten (Tabelle 4).

**TABELLE 4 Symptome der typischen psychiatrischen Störungen bei Opiatabhängigen und deren Kupierbarkeit durch Diaphin und Methadon** (basierend auf klinischen Erfahrungen)

XXX = starke Verminderung XX = wirksame Verminderung X = geringe Verminderung (X) = kaum merkbare Verminderung – = keine Verminderung

| Symptom / | Kupierung durch Heroin | Kupierung durch Methadon |
|---|---|---|
| Depressivität | X-XX | – |
| Angstgefühle | X | – |
| Alpträume | XXX | X |
| Flashback-Erinnerungen | XXX | – |
| Psychische Instabilität | XX | (X) |
| Schlafstörungen | XXX | X |
| Unruhezustände | XX | X |

Es muss erstaunlich erscheinen, dass sich in der Literatur trotz der jahrhundertelangen Anwendung von Opium und Opiaten in der medizinischen bzw. psychiatrischen Therapie keine systematische Beschreibung der psychopharmakologischen Wirkungen von Opium bzw. Opiaten auf psychiatrische Symptome findet (LEIBROCK 1998; WEBER & EMRICH 1988; KRAMER 1979). Wie schon oben beschrieben, beurteilen maßgebliche Autoren die Anwendung von Opium zur Depressionsbehandlung als den ersten rationalen, das heißt systematischen und wissenschaftlich begründeten psychopharmakologischen Behandlungsansatz.

Entsprechende Studien vermitteln eindeutige Hinweise darauf, dass über das Opiatsystem wesentliche psychiatrische Symptome wie Depression (FREYE 2009), Angst (COLASANTI et al. 2010), psychische Instabilität (PROSSIN et al. 2010) und Schlafstörungen (FREYE 2009) beeinflusst werden. Diese Symptome dürften demzufolge auch über Stoffe, welche die Opiatrezeptoren stimulieren, beeinflussbar sein. Wir fanden auch eine kupierende Wirkung für Flashback-Erinnerungen und Albträume. Dies trat insbesondere dann zutage, wenn die Patienten einen Entzug versuchten und im Verlauf des Entzugs bzw. im Zustand der »Opiatfreiheit« dann häufig genau diese Symptome regelmäßig – wieder? – auftraten und die Patienten typischerweise durch eine Kombination von Depressivität, Ängsten, psychischer Instabilität, Flashbacks, Albträumen und Schlafstörungen geplagt wurden. Dieser Befund ist auch deshalb interessant, weil die genannten Symptome genau diejenigen sind, wie sie typischerweise nach dem Erleben von erheblichen psychischen Traumatisierungen auftreten. Obgleich die diagnostischen Kategorien des Klassifikationsschemas der ICD-10 für die posttraumatische Belastungsstörung auf kaum einen der heroinsubstituierten Schwerstabhängigen ohne Weiteres anwendbar sind, vermittelt das Auftreten dieser Palette von Symptomen einen eindeutigen

Hinweis darauf, dass es sich bei diesen Menschen zumeist um schwer Traumatisierte handelt.
Dass sich die diagnostischen Schemata nur schwer bzw. unvollkommen auf diese Patienten anwenden lassen, hat vor allem zwei Gründe: Erstens sind unter Opiatwirkung die meisten der posttraumatischen Symptome unterdrückt bzw. erheblich vermindert, sodass eine Zuordnung zu den entsprechenden Krankheitsbildern erschwert, wenn nicht verunmöglicht wird. Und zweitens ist die Traumatisierung der Patienten meist komplex, auf verschiedenen Ebenen (psychisch, physisch, sozial usw.) und über lange Zeiträume erfolgt, was neben den o. g. Symptomen zu individuellen Deformierungen der Persönlichkeitsentwicklung mit entsprechenden bleibenden Schädigungen und Defiziten führt. Dies erschwert die Zuordnung von Symptomen. Abhilfe für diese Probleme könnte die neue, in einem anderen Abschnitt dieses Buches beschriebene, Konzeption der Entwicklungstraumastörung nach van der Kolk et al. (2005) schaffen. Diese Diagnose dürfte nach unserer Erfahrung auf mehr als 75 % der Schwerstabhängigen zutreffen.

## Unterschiede der Toleranzentwicklung für Rauschwirkungen, körperliche und symptomunterdrückende Wirkungen

Es gibt große Unterschiede bei der Toleranzentwicklung für Rauschwirkungen und körperliche und die psychiatrischen Symptome unterdrückenden Wirkungen (s. Tabelle 5).
Dass für die meisten der durch Opiate verursachten Wirkungen eine rasche Anpassung des Organismus erfolgt, wenn diese dauerhaft zugeführt werden, ist bekannt. Der Körper stellt sich schnell auf einen solchen dauerhaften Einfluss ein, sodass immer größeren Dosen des Mittels erforderlich werden,

**TABELLE 5 Toleranzentwicklung bezüglich Wirkungen von Morphin / Diaphin** (basierend auf eigenen klinischen Erfahrungen und Angaben in FREYE 2009)

XXX = stark XX = mittelstark X = gering (X) = kaum merkbar – = keine

| Wirkung | Toleranzentwicklung | Vorhandensein der Wirkung bei chronischer Verabreichung |
|---|---|---|
| Atemdepression | XXX | (X) |
| Verstopfung | – | XX |
| Schmerzstillung | XX | X |
| Juckreiz | X | XX |
| Wärmegefühl | X | XX |
| Gesichtsrötung | X | XX |
| Rauschwirkung | XXX | (X) |
| Euphorie | XX | (X) |
| Wachheitsminderung | XX | X |
| Schlaffördernde Wirkung | (X) | XX |
| Antidepressive Wirkung | (X) | XX |
| Angstlösende Wirkung | (X) | XX |
| Entspannungswirkung | – | XXX |
| Psychisch stabilisierende Wirkung | – | XXX |
| Psychische »Reizschutzwirkung« | – | XXX |

um die gleiche Wirkung wie zu Beginn der Zuführung zu erreichen. An dieser Stelle sei noch erwähnt, dass die Mechanismen der Toleranzentwicklung unter Opiaten dennoch in vielem bis heute unklar sind (HENRIKSEN & WILLOCH 2008).

Diese Entwicklung einer zunehmenden Toleranz des Organismus gegenüber der Substanz und den Substanzwirkungen besteht gemäß den Angaben in der wissenschaftlichen Literatur für die körperlichen Wirkungen wie Verstopfung (Obstipation) und Atemdepression (Verminderung des Atemantriebs) in er-

heblichem Maße. Dagegen zeigt sich bei den körperlichen Nebenwirkungen, wie sie direkt nach der intravenösen Injektion auftreten (Juckreiz, Wärmegefühl oder Gesichtsrötung), nur eine geringe Toleranzentwicklung, das heißt, diese Wirkungen treten auch bei dauerhaftem Gebrauch noch in erheblichem Maße auf. Für die schmerzstillende Wirkung gibt es wiederum eine deutliche Toleranzentwicklung. Diese ist jedoch nach neueren Forschungen davon abhängig, ob neben den Schmerzen (oder als deren Ursache) auch eine entzündliche Erkrankung besteht. In diesem Fall wird nämlich die Herunterregulierung (= Verminderung der Anzahl) der Opiatrezeptoren im Organismus gestoppt und somit die Toleranzentwicklung erheblich verringert. Eine Besonderheit der Wirkung von Opiaten auf Schmerzen besteht zudem darin, dass bei dauerhafter Verabreichung eine Vergrößerung der Schmerzempfindlichkeit (opiatinduzierte Hyperalgesie) auftritt. Mancher hat sich sicher schon gefragt, warum die Opiatabhängigen bei Schmerzzufügung wie Blutentnahmen oder Operationen trotz Opiatmedikation so empfindlich wirken und wird sich dies darüber erklären können. Diese Hyperalgesie ist allerdings von Mensch zu Mensch unterschiedlich stark ausgeprägt und bei manchen auch gar nicht vorhanden.
Die von den Opiatabhängigen während der ersten Wochen erlebten angenehmen Sensationen, wie sie oben bei den subjektiven Wirkungen beschrieben wurden, zeigen schon nach kurzer Zeit eine ausgeprägte Toleranzentwicklung. Sie gehen nach vier bis sechs Wochen praktisch vollständig zurück und können dann auch durch eine Dosissteigerung nicht mehr erzeugt werden. Vielmehr ist es sogar so, dass ab einer bestimmten Dosishöhe die stimmungshebende Wirkung sich in eine dysphorische, das heißt Missstimmung erzeugende, umwandelt (Hämmig & Tschacher 2001; Parry 1992).
Die als die eigentlichen psychopharmakologischen Wirkungen anzusprechenden Effekte wie antidepressive und angstlösende

Wirkungen, die Unterdrückung bzw. Verminderung von Flashbacks und Albträumen, die Reduzierung von psychischer Instabilität wie auch die von vielen Patienten beschriebene »psychische Reizschutzwirkung« und die Schlafförderung zeigen nach unseren Erfahrungen eine nur geringe Toleranzentwicklung und bleiben dauerhaft erhalten. Dies deckt sich auch mit den in der Schmerzbehandlung mit Opiaten gewonnenen Erfahrungen (Freye 2009).

## Heroin und Posttraumatische Belastungsstörungen

Besonders hinzuweisen ist auf die Wirkungen, die die zentral wirksamem Opiate auf Posttraumatische Belastungsstörungen und andere Traumafolgestörungen ausüben. Es scheint, wenn man die Wirkungen auf einzelne psychopathologische Symptome in Betracht zieht (s. oben), dass diese Stoffe quasi genau auf die Konstellation von Symptomen wirken, die für diese Art von Störungen typisch ist (Ängste, Depressivität, psychische Instabilität, Flashback-Erinnerungen, Albträume und Schlafstörungen). Dies zeigt sich insbesondere auch dann, wenn derart geschädigte Patienten eine Entgiftung versuchen und sobald die Opiate aus dem Organismus verschwunden sind, genau diese Symptome erleben. Dies konnten wir bei diversen Patienten beobachten. Nur wenige dieser Patienten schafften trotzdem die Abstinenz. Die meisten kehrten nach einigen erfolglosen Versuchen abstinent zu bleiben, wieder in die Behandlung zurück, da sie erkannten, dass sie aufgrund der Stärke ihrer psychiatrischen Symptome nicht auf die Opiateinnahme verzichten konnten.

Es ist jedoch keineswegs so, dass diese Substanzen noch nie bei Traumafolgestörungen eingesetzt worden wären bzw. werden. Das kann man sich klarmachen, wenn man bedenkt, was für eine Entwicklung ein Mensch nimmt, wenn er ein schweres Trauma (z.B. eine Vergewaltigung) erlebt hat. Bleibt die resultierende Traumafolgestörung unbehandelt, so entwickelt sich, neben der oben benannten Reihe von Symptomen, im längerfristigen Verlauf fast immer eine psychosomatische Schmerzstörung, das heißt ein am Körper empfundener Schmerz ohne greifbare organische Ursache. Geht nun der betroffene Mensch zum Arzt, so wird dieser nach Durchführung diagnostischer Maßnahmen dem Patienten mitteilen, das er keine organische Ursache gefunden hat. Gewöhnlich wird der Patient nun einen weiteren Arzt, vielleicht einen speziellen Facharzt, aufsuchen, um der Sache auf den Grund zu gehen. Auch dieser wird naturgemäß keine organische Ursache feststellen können. Der Patient wird trotzdem nach einer wirksamen Behandlung verlangen. So einigt man sich auf die Gabe einer Schmerzmedikation und startet mit einem Präparat wie Ibuprofen. Der Patient erscheint nach drei Wochen erneut beim Arzt und teilt diesem mit, dass das Medikament in den ersten ein bis zwei Wochen einiges an Schmerzen vermindert habe, aber die Schmerzen danach sogar eher mehr geworden seien. Nach noch einem weiteren Versuch mit einem anderen Medikament wird er Arzt vielleicht zu einem opioidhaltigen Schmerzmittel greifen, um den Patienten von seinen Beschwerden zu befreien. Wenn er dies dem Patienten verschrieben hat und dieser nach weiteren drei Wochen wieder zu ihm kommt, wird er vielleicht berichten, dass die Schmerzen deutlich besser seien, er auch besser schlafen könne, keine Albträume mehr habe, sich weniger depressiv, entspannter und stabiler fühle. Von daher ist es nicht auszuschließen, dass in Deutschland derzeit schon in tausenden von Fällen opioidhaltige Mittel zur Behandlung von Traumafolgestörungen eingesetzt werden; ohne das dies allerdings explizit gemacht wird.

Besondere Erfolge sahen wir erstaunlicherweise auch bei der Behandlung von psychischen Instabilitäten von Borderline-Patienten. Diese stabilisierten sich teilweise unter der Heroin-Medikation ganz erheblich. Nicht wenige konnten dadurch auch dauerhaft die vordem regelmäßigen Aufenthalte in stationärer psychiatrischer Behandlung vermeiden und einen weitgehend stabilen Lebenswandel führen. Es sind in der psychiatrischen Fachliteratur eine Reihe von Versuchen mit Opiatantagonisten zur Behandlung von Borderline-Patienten dokumentiert worden; doch noch keine Behandlung mit Opiatagonisten wie z. B. Morphin. Dies muss angesichts der Diskriminierung dieser Stoffe als Verwahrlosung und Abstieg verursachende Suchtmittel auch nicht verwundern.

## Unerwünschte Nebenwirkungen

Heroin hat verhältnismäßig wenig Nebenwirkungen, insbesondere dann, wenn es in angepassten Dosierungen gebraucht wird. Sinnvoll unterscheiden kann man akute Nebenwirkungen, die direkt im Zusammenhang mit der Applikation auftreten, und jene bei dauerhafter Verabreichung. Da es über die Nebenwirkungen von Opiaten ausreichend Literatur gibt und dieses Buch einen anderen Schwerpunkt hat, soll eine tabellarische Übersicht für die Darstellung der generellen Nebenwirkungen ausreichen (Tabelle 6).
Es werden im Folgenden nur jene Nebenwirkungen behandelt, die für die Behandlungspraxis von besonderer Bedeutung sind bzw. spezielle Probleme bieten.

### Allergische Sofortreaktionen (Histaminreaktionen)

Die intravenöse Verabreichung von reinem Heroin hat die Besonderheit, dass allergische Sofortreaktionen auftreten können. Dies ist auch von der intravenösen Morphingabe bekannt, tritt

**TABELLE 6 Somatische Nebenwirkungen von Heroin**
(modifiziert nach Fachinformation Diaphin® Injektionspräparat, Stand 2001)
LH = luteinisierendes Hormon, FSH = Folikel-stimulierendes Hormon

| System | Wirkung | Jahresinzidenz |
|---|---|---|
| Periphere glatte Muskulatur | Obstipation | 50–65 % |
| | Verzögerte Magenentleerung | |
| | Inappetenz | |
| | Harnverhalt | |
| | Nausea und Erbrechen (selten) | |
| Histamin | Orthostatische Beschwerden (durch Gefäßdilatation) | 80 % |
| | Urtikaria | |
| | Kopfschmerzen | |
| Neuroendokrin | Anstieg des FSH-Blutspiegels | 80 % |
| | Amenorrhoe | |
| | Anstieg des Prolakinspiegels | |
| Neurologisch | Vigilanzminderung | 50 – 80 % |
| | Gangunsicherheit | |
| | Krampfanfälle | Selten |
| | Atemantriebsminderung (gering) | 50 – 80 % |
| | Atemantriebsminderung (stark) | 1 – 2 % |
| Sonstige | Sexuelle Appetenzminderung | 50 % |

unter Morphin aber erheblich häufiger und stärker auf (HAEMMIG & TSCHACHER 2001). Die Gründe für diesen Unterschied von Morphin und Heroin sind bisher nicht erforscht.
In den meisten Fällen kommt es zu einem allergischen Ödem (Urtikaria) an den Lippen, Armen, Händen oder anderen Körperstellen noch während bzw. unmittelbar nach der Applikation. Dies kann recht ausgeprägt sein und zu Beunruhigung bei den Betroffenen führen. Es ist jedoch harmlos und geht schnell

(5–15 Minuten) vorüber. Es kann auch eine Ausbildung von Quaddeln auf der Haut auftreten, die als kleine rötliche Erhebungen auf der Haut zu sehen sind. Auch diese Reaktion bildet sich rasch zurück.

Die vorübergehenden allergischen Sofortreaktionen werden auf eine durch die intravenöse Gabe von Morphin und Heroin verursachte schnelle Freisetzung von Histamin aus Mastzellen zurückgeführt (Rook et al. 2006c). Anfangs betrachtete man sie als potenziell bedrohliche Nebenwirkung, doch heute weiß man um ihre Ungefährlichkeit. Diese histaminbedingten Effekte können durch eine langsame Injektion erheblich abgemildert werden.

## Amenorrhoe und Minderung der sexuellen Appetenz

Sie werden nicht oft angesprochen, sind aber regelmäßige Nebenwirkung einer Reihe von Psychopharmaka: Veränderungen der Regelblutung und der sexuellen Appetenz bzw. Funktion. Bei längerfristiger Einnahme von Opiaten wird der Hormonhaushalt offenbar so beeinflusst, dass in vielen Fällen die Regelblutung aussetzt, sich verringert oder unregelmäßiger eintritt (Freye 2009). Diese stellt nach medizinischem Wissen keine Gefahr für den Organismus dar, verringert aber die Fruchtbarkeit. Wird das Opiat abgesetzt, so stellt sich die Regelblutung automatisch wieder ein.

Viele der Opiatabhängigen berichten von einem erheblichen Nachlassen der sexuellen Appetenz, das heißt dem Bedürfnis nach Sex und entsprechenden Fantasien und Handlungen. Nicht wenige Patienten stört dies nicht so sehr, da sie auch vorher schon nur wenig Interesse an Sexualität hatten bzw. damit Probleme oder traumatische Vorerfahrungen in Verbindung bringen. Bei einigen Patienten kommt es zu Erektionsstörungen und Schwierigkeiten bei der Erreichung eines Orgasmus. Auch diese Probleme sind beim Absetzen des Opiates reversibel.

## Die Frage des »Sauerstoffmangels« nach Heroinapplikation

Immer wieder wurde in der Literatur wie auch in der Behandlungspraxis die Frage diskutiert, inwieweit es zu Schädigungen von Patienten durch einen zeitweiligen Sauerstoffmangel kommen kann, wie er in den Minuten direkt nach der Opiatverabreichung gelegentlich auftritt. Tatsächlich lässt sich in nicht wenigen Fällen ein starker Abfall der Sauerstoffsättigung im Blut direkt nach einer intravenösen Heroinapplikation messen. Die Sauerstoffsättigung des Blutes liegt gewöhnlich immer im Bereich von 95–99 %. Sie kann unmittelbar nach intravenöser Heroininjektion in einigen Fällen für kurze Zeiträume (10–180 Sekunden) bis auf Werte von 75–80 % absinken (Stoermera et al. 2003). Dies erscheint zunächst medizinisch bedenklich, ist es aber nicht, da der Organismus solche Schwankungen für kurze Zeiträume ohne Weiteres tolerieren kann. Gewöhnlich scheinen die Sättigungswerte jedoch nur um 1–5 % zu sinken (Rook et al. 2006 a).
Selbstverständlich kann es bei Überdosierungen oder Mischintoxikationen auch zu stärkeren oder länger andauernden Sauerstoffuntersättigungen kommen. Da diese die Patienten schädigen können, ist in diesen Fällen eine medizinische Behandlung wie verschärfte Ansprache, Zuführung von reinem Sauerstoff und ggf. Beatmung indiziert.

# Die Applikation

## Intravenöse und intramuskuläre Injektion

Ein sich bei den meisten Opiatabhängigen ergebendes Problem ist die Zerstörung der venösen Gefäße durch die ständigen Injektionsvorgänge und die sich dadurch nicht selten ergebenden Abszesse und Wunden. Zudem reagiert der Organismus auf eine solche ständige Reizung so, dass sich die Gefäße von der Hautoberfläche »zurückziehen« und damit unzugänglich werden. Dies ist bei vielen Patienten zu sehen. In solchen Fällen stellt sich das Problem, wie die derart geschädigte Patienten sich das Heroin verabreichen sollen. Im Rahmen der bundesdeutschen Medikamentenstudie zur Heroingestützten Behandlung Opiatabhängiger wurde es im Verlauf gestattet, in Einzelfällen die Injektion der Substanz in den Muskel (= intramuskuläre Injektion) vorzunehmen. Dazu lagen umfangreiche Erfahrungen aus der Schweiz vor, die zeigten, dass unter sorgfältiger Hygienevorsorge die intramuskuläre Injektion von reinem und sterilem Heroin gefahrlos möglich ist.
Gemäß den Regeln der ärztlichen Kunst ist die intramuskuläre Injektion lediglich im Bereich der Gesäßmuskulatur und in der Mitte der oberen Außenseite der Oberschenkel gestattet. Da der Gesäßmuskel für die Patienten selbst nicht erreichbar ist, bleibt nur die Möglichkeit der Injektion in den Oberschenkel. Diese Injektionsstelle ist für die Patienten leicht erreichbar und kann auch gut desinfiziert werden (vgl. Anhang unsere Aufklärung zur im-Injektion).
Nachteilig ist bei intramuskulären Injektion die Tatsache, dass sich im Bereich der Injektionsstelle nach der Injektion ein Verhärtung des Gewebes zeigt, die für einige Stunden anhält, dann aber verschwindet. Erfolgt die Injektion in der Mitte des Oberschenkels so ist die Beeinträchtigung durch die Verhärtung beim

**ABBILDUNG 5 Typischer Ablauf einer intramuskulären Injektion**

1. Gründliche Desinfektion der Injektionsstelle, 2. Ansetzen der Spritze, 3. Injektion der Substanz, 4. Herausziehen der Spritze, 5. Kurzes Draufhalten eines frischen Tupfers

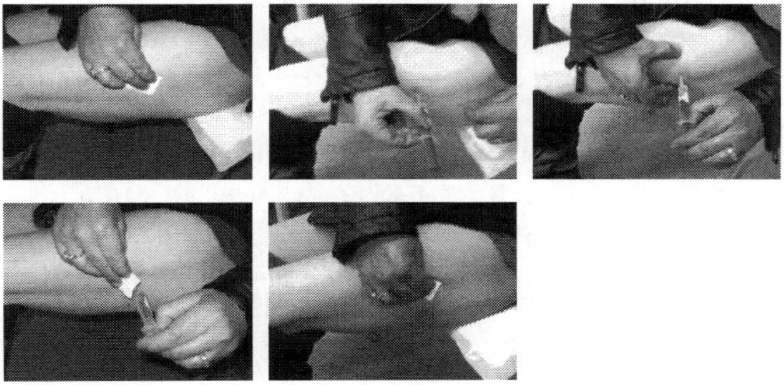

Gehen nicht bedeutend. Allerdings können bei einigen Patienten beim Gehen zeitweilig Schmerzen auftreten. Günstig ist es, wenn die Injektionen auf beiden Oberschenkeln abwechselnd durchgeführt werden und man nicht direkt wieder in die gleiche Stelle injiziert wie vordem, sondern einige Zentimeter daneben. Ansonsten kann davon gesprochen werden, dass sich die intramuskuläre Injektion als sicher und gut anwendbar erwiesen hat. Allerdings ist auf eine besonders sorgfältige Desinfektion zu achten. Auch sind die Patienten ausdrücklich darauf hinzuweisen, dass eine Injektion in den Muskel ausschließlich mit reinem und sterilem Heroin erfolgen darf und keinesfalls mit irgendwelchen Substanzen von der Straße, da sonst gravierende Wund- bzw. Abszessbildung zu erwarten ist. Dies hat damit zu tun, dass Bakterien im Muskelgewebe zwar optimale Wachstumsbedingungen vorfinden (Wärme, Feuchtigkeit, Proteine usw.), aber die Abwehrzellen des Körpers Mühe haben dort hin zu gelangen; im Unterschied zur Blutbahn, wo sie sich ständig aufhalten.

## Intramuskuläre Injektion als Schritt zur Substanzentwöhnung?

Einen bedeutenden Unterschied der intramuskulären zur intravenösen Injektion stellt die veränderte Verteilung der Substanz im Blutplasma dar. Diese wird bei der intramuskulären Injektion langsam aus dem Muskelgewebe freigesetzt und flutet von daher nicht innerhalb der ersten Minute an (wie bei der intravenösen Injektion), sondern erst mit einer Verzögerung von drei bis zehn Minuten. Dies bedeutet, dass der anfängliche steile Anstieg des Blutspiegels, wie er bei der intravenösen Injektion typisch ist, fehlt. Stattdessen kommt es zu einem langsamen Anstieg des Blutspiegels und einem über längere Zeit stabilen und nur langsam abfallenden Blutspiegel. Praktisch heißt das, dass der Verlauf der Wirkung weniger steil, damit kontinuierlicher und länger ist.

Rät man einem Patienten zum Umstieg auf die intramuskuläre Injektion, so ist man nicht selten mit Ängsten konfrontiert, die dahin gehen, man wolle ihn der Heroinwirkungen berauben. Dies hat damit zu tun, dass viele Patienten nicht von der Vorstellung ablassen können, sie würden – besser: könnten – noch einmal eine plötzliche Befindlichkeitsveränderung (»Flash«) erleben, wie sie die zu Beginn der Heroineinnahme häufiger erlebt haben. Eine solche Wirkung ist jedoch de facto schon seit Jahren (?) nicht mehr eingetreten, aber sie wird doch mit jeder Injektion immer wieder noch erwartet. Nach Jahren des Nicht-Auftretens einer solchen Reaktion haben sich viele damit arrangiert und trösten sich mit den noch spürbaren körperlichen Nebenwirkungen wie sie durch das initiale Anfluten des Heroins im Blut zustande kommen (leichtes Wärmegefühl, Juckreiz, Schlaffheit). Von vielen werden diese Wirkungen als Indiz dafür genommen, dass sie »einen Flash haben«; obgleich diese Wirkungen mit dem ursprünglichen Erlebnis, was sie zu

Beginn des Konsums hatten, praktisch nichts mehr zu tun haben. Besser wäre daher die Bezeichnung »Pseudo-Flash«. Auf diesem Hintergrund kommt es bei der Empfehlung einer intramuskulären Injektion meist zu Protesten und dem Hinweis darauf, dass dann ja der »Flash« ausbleiben und man »noch weniger« von der Heroinwirkung haben würde. Man kann dann darauf hinweisen, dass es durch die längere Zeit der kontinuierlichen Abgabe aus dem Muskel in das Blut zu einem längeren Anhalten der Wirkung kommt, was Entzugssymptome reduzieren helfen kann.

Die Erfahrung zeigt, dass sämtliche Patienten, die die Umstellung auf eine intramuskuläre Injektion vollzogen haben – nicht zuletzt aufgrund der erheblich vereinfachten und »bequemeren« Injektionsvorgänge – davon nicht wieder abgehen und damit fast immer besser zurechtkommen. Sie beschreiben ein Ausbleiben des initialen »Flashs« (bzw. dem, was an körperlichen Erscheinungen davon noch übergeblieben ist) und ein langsames Anschwellen der Wirkung über die ersten 20 Minuten nach Injektion. Doch komme es nicht zu einer insgesamt schwächeren Wirkung, sondern zu einer länger anhaltenden Wirkung »auf dem gleichen Pegel« wie nach einer intravenösen Injektion.

Ein quasi-therapeutischer Effekt bei der intramuskulären Injektion kann nach unserer Erfahrung darin bestehen, dass

1. die Fixierung auf den initialen Flash bzw. Pseudo-Flash zurückgeht
2. die Substanz durch die veränderte – auf der Szene völlig ungebräuchliche – Art der Injektion noch mehr als Medikament wahrgenommen wird
3. die langsamer eintretende und kontinuierlicher anhaltende Wirkung als etwas von der ehemals empfundenen Rauschwirkung separierbares wahrgenommen wird.

Es sei noch angemerkt, dass das Schweizer Bundesamt für Gesundheit, das Schweizer Handbuch Heroingestützte Behandlung und der Konsens der praktischen Behandlungsführung in der Schweiz die intramuskuläre Injektion – trotzdem eine eigentliche Zulassung für diese Anwendungsform fehlt – bei gegebener medizinischer Indikation breit angewendet wird.

### Die versehentliche Injektion in die Arterie

In seltenen Fällen kann es bei der intravenösen Injektion, insbesondere wenn in die Venen im Bereich der Leistengegend injiziert wird, zu einer versehentlichen Injektion in eine im gleichen Bereich gelegene Arterie kommen. Arterien führen ja das mit Sauerstoff gesättigte Blut zu den Organen und Geweben des Körpers. Zu diesem Zweck verzweigen sich die das Blut in die Gewebe führenden Gefäße immer feiner, sodass im Gewebe selbst nachher die Nährstoffe und der Sauerstoff über die im Zehntelmillimeterbereich messenden Kleinstgefäße (Arteriolen) an die Gewebszellen abgegeben wird. Kommt es nun zu einer versehentlichen Injektion von körperfremden Substanzen in die Arterien, so werden die Substanzen in immer kleinere Gefäße transportiert und berühren immer mehr die Wände der Gefäße, je kleiner deren Durchmesser wird. In den Arteriolen kommt es dadurch zu einer erheblichen Reizung der Gefäße. Die Gefäßwände und deren Muskulatur verkrampfen sich daraufhin und es kommt zu einem sogenannten Gefäßspasmus, das heißt einer anhaltenden Verkrampfung der Gefäßmuskulatur. Dieser Spasmus verhindert, dass die Gefäße und damit das betreffende Gewebe weiter durchblutet werden können. Dadurch kann der Fremdstoff aber auch nicht aus den Arteriolen abtransportiert werden, sodass er dort weiter reizt und den Spasmus aufrechterhält. Dieser Dauerspasmus führt dann zur fehlenden Gewebsdurchblutung und damit zum Absterben des

Gewebes. Dies kann bis zur Amputation einer ganzen Extremität führen und tut dies auch gelegentlich bei Drogenabhängigen. Um diesen Teufelskreis zu durchbrechen, eignet sich nur die Stilllegung der gesamten Nervenbahnen der betreffenden Extremität, um die dortige Gefäßmuskulatur wieder zu entspannen und die Durchblutung wieder zu ermöglichen.

Als wir das erste Mal erlebten, dass eine Injektion versehentlich in die Arterie erfolgt war, waren wir sehr beunruhigt und reagierten lege artis mit einer notfallmäßigen Krankenhauseinweisung des Betroffenen. Nach kurzer Zeit erhielten wir vom Krankenhaus die Nachricht, dass die Symptomatik rückläufig und nach 60 Minuten völlig verschwunden gewesen sei – ohne dass man hätte eingreifen müssen. Bei den folgenden versehentlichen arteriellen Injektionen behielten wir daraufhin die Betroffenen in den Räumen der Ambulanz und beobachteten sie für ca. 60 Minuten nach, um das Zurückgehen der Symptome (Abblassen, Kühlwerden und Schmerzhaftigkeit) zu beobachten. Es kam seitdem nicht mehr zu einer Krankenhauseinweisung, weil innerhalb eines Zeitraums von 60 Minuten in allen Fällen die Symptomatik weitgehend rückläufig war. Wir publizierten dazu später eine Serie von Fallbeobachtungen (Passie et al. 2005).

Wahrscheinlich ist es so, dass aufgrund der relativ geringen Reizung, wie sie von reinem Diacetylmorphin ausgeht, die Durchblutung der Arteriolen in geringem Maße erhalten bleibt und daher die reizende Substanz wieder aus den Arteriolen abtransportiert werden kann.

Es ist nicht bekannt, wie groß die Zahl von Fällen ist, wo bleibende Schäden bis hin zur Amputation aufgrund einer intraarteriellen Injektion von unreinem Straßenheroin zurückgeblieben sind. Offenbar ist jedoch, dass mit der kontrollierten Abgabe der Reinsubstanz derartige Schädigungen verhindert werden können.

## Die Frage nach einem Wechsel der Injektionsstelle

Es kommt immer wieder mal zur Frage von Patienten, ob sie ihren Injektionsort wechseln können. Hier hat sich folgendes Vorgehen bewährt: Zunächst ist nach den Motiven des Wechselwunsches zu fragen. Sollten Patienten zu einem medizinisch wünschenswerten (das heißt weniger schädigenden) Injektionsort wechseln wollen, so ist dem sicher zuzustimmen, wenn nicht Besonderheiten dagegen sprechen. In den meisten Fällen geht es jedoch weniger um einen Wechsel zu einer weniger schädigenden Injektionsstelle, sondern um eine bequemere Injektion, das Beharren auf einer intravenösen Injektionsweise oder die Idee mit einer »effektiveren« Injektion eine bessere oder drastischere Wirkung zu erzielen. Sollte dies der Fall sein, so sollte zunächst sachlich erörtert werden, was sich etwaig an Risiken und Schädigungen vermehrt bzw. vermehren könnte und wie sich dies im Verhältnis zu dem vom Patienten erstrebten (oft nur vermeintlichen) Zugewinn ausnimmt. Grundsätzlich haben wir uns zur Regel gemacht, dass kein Wechsel zu einer riskanteren Injektionsstelle erfolgen soll. Dies sollte den Patienten auch zu Beginn der Behandlung als Grundsatz kommuniziert werden.

Probleme können daraus resultieren, dass jemand, der vor der bzw. bei Beginn der Behandlung in die Leistenvene injiziert hat, dies auch weiter tun darf, was bei anderen, die einen Wechsel dahin anstreben und dies untersagt bekommen haben, zu Irritationen führen kann. Diese halten sich jedoch in Grenzen und stellen nach unserer Erfahrung kein wirkliches Problem dar, da ja die gesamte Behandlung auf eine Verringerung von Schädigungen zielt und sich daher die vorgeschlagene Strategie gut vertreten lässt.

Eine andere Frage ist, inwieweit von therapeutischer Seite ein Wechsel des Injektionsorts angestrebt oder verordnet werden

sollte. Hierzu hat es sich bewährt, zunächst nicht auf einen solchen Wechsel zu bestehen, auch wenn es die vorliegenden Erkrankungen (z. B. Schädigung der Beine durch Thrombosen und postthrombotische Syndrome) indiziert erscheinen lassen. In Fällen, wo andere Injektionsorte zur Verfügung stehen und lediglich ungenutzt sind, sollte man selbstverständlich durch Aufklärung und sanftes Drängen darauf einwirken, dass der Injektionsort zu einem weniger riskanten bzw. schädigenden hin gewechselt wird. In Einzelfällen kann man auch schon zu Beginn der Behandlung eine entsprechende Absprache treffen. Doch ist es in der Regel besser, dem Patienten möglichst viel Autonomie zu lassen und ihn – vor allem am Anfang der Behandlung – nicht durch derartige Forderungen zu erschrecken. Wenn im Verlauf der Behandlung – wie es praktisch immer der Fall ist – die Selbstbeobachtung und Selbstfürsorge des Patienten gestiegen ist, kann er in der Regel erheblich leichter und durch Einsicht dahin gelenkt werden, den Injektionsort zum weniger schädlichen hin zu wechseln.
In einigen Fällen kann es allerdings durchaus geboten sein, den Patienten auch drängender zu einem Wechsel zu bewegen, da eine ständig weitere Schädigung stattfindet. Dies kann beispielsweise bei Abszess- oder Narbenbildung, bestehenden postthrombotischen Syndromen oder andauernden Schwierigkeiten beim Treffen eines geeigneten Gefäßes gegeben sein. Hier stellt in nicht wenigen Fällen auch die Umstellung auf die intramuskuläre Injektion eine Alternative dar (s. auch diesbezüglichen Abschnitt weiter oben).

## Der Opiatentzug: Eine dreifache Bedrohung

Als wir mit der Heroingestützten Behandlung begannen, waren wir nicht wenig verblüfft darüber, dass uns die meisten Patienten, nachdem sie den Applikationsraum verlassen hatten, kaum einmal berauscht oder irgendwie verändert gegenübertraten; und dies unabhängig davon, ob sie gerade das Heroin appliziert hatten. Da wir bei diesen Patienten keine spürbare Veränderung nach der Applikation wahrnehmen konnten, lag es nahe, sie darauf anzusprechen, was sie denn überhaupt von einer Wirkung hätten, die man gar nicht bemerken könne. Die stereotype Antwort war: »Ja, ich merke kaum noch was, doch ich lasse nicht davon ab, weil ich Angst vor dem Entzug habe.« Wir wussten durch unsere jahrelangen Erfahrungen auf der Entgiftungsstation, dass der Heroinentzug zwar durchaus für 20–40 Stunden quälend sein kann, aber doch von den Symptomen her kaum über eine schwerere Grippesymptomatik hinausgeht. So kam die Frage auf: Warum tut jemand fast alles, um eine ein bis zwei Tage dauernde Grippesymptomatik zu vermeiden – prostituiert sich, wird kriminell, ruiniert seine Gesundheit usw.? Wir fanden heraus, dass es mehr als die körperlichen Entzugserscheinungen sind, die unsere Patienten zu befürchten haben.

Die meisten der zur Behandlung aufgenommenen Patienten hatten aufgrund von Verletzungen körperliche Schmerzen oder derart ruinierte Zähne, dass dies mit erheblichen Schmerzen einhergegangen sein/einhergehen musste. Somit drohten bei der Nicht-Einnahme des Opiats diese Schmerzen (wieder) aufzutreten. Zudem wurde im Verlauf der Jahre, nicht zuletzt durch die Absetzversuche einiger Patienten, immer klarer, dass viele von ihnen das Opiat zur Reduzierung der psychiatrischen

Symptome einsetzen, unter deren Auswirkungen sie sonst erheblich leiden würden. Von daher müssten sie also bei einem Entzug auch mit deren Auftreten wieder rechnen.

ABBILDUNG 6 **Schematische Darstellung der durch das Heroinentzugssyndrom auftretenden Beschwerdenkomplexe**

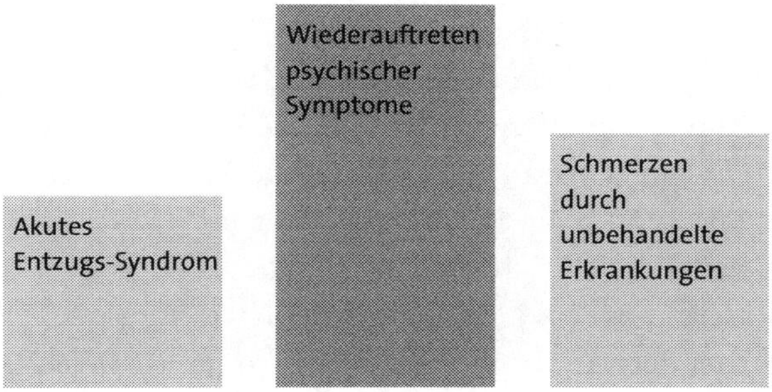


Demnach hat die »Angst vor dem Entzug« drei bedeutende Facetten: 1. die Symptome des körperlichen Entzugs, 2. das Auftreten von Schmerzen aufgrund unbehandelt gebliebener (oder aktuell vorliegender) Erkrankungen, insbesondere der Zähne und 3. das Wiederauftreten von unter der Opiatwirkung unterdrückten psychiatrischen Symptomen.

# Besonderheiten

## Warum nicht Morphin statt Heroin?

Diese Frage wurde immer wieder einmal gestellt, insbesondere mit dem Hinweis auf die Substitutionspraxis in Österreich, wo schon seit Jahren mit Morphin substituiert wird (Bäwert et al. 2010). Grundsätzlich ist auch Morphin aufgrund seiner pharmakologischen und psychopharmakologischen Eigenschaften

zur Substitutionsbehandlung geeignet. Entsprechende Studien wurden durchgeführt (BÄWERT et al. 2010). Allerdings wurden in diesen Untersuchungen Tabletten verabreicht, die das Morphin über den ganzen Tag verteilt im Magen-Darm-Trakt abgeben. Deshalb entsteht kein anfänglicher steiler Spiegelanstieg, sondern die Substanz strömt nach und nach, zunächst fast unmerklich, in das Blut. Somit fehlt die drastische Anflutung mit ihren spürbaren (Neben-)Wirkungen, wie sie der Opiatabhängige (mindestens als »Pseudo-Flash«) gewohnt ist. Ihm erscheint dies daher nicht selten nur als eine »schlechter Ersatz«. Darum wird diese Behandlung, wenn auch besser als die mit Methadon oder Buprenorphin, nur relativ schlecht angenommen. Für viele schwer Abhängige scheint es wichtig zu sein, dass sie dort »abgeholt« werden, wo sie sich befinden, das heißt bei der meist sehr »eingefleischten« intravenösen Injektion von Heroin.
Verabreicht man, wie in Versuchen geschehen, Morphin intravenös, so zeigt sich erstaunlicherweise, dass Morphin bei dieser Art der Applikation erheblich schlechter verträglich ist. So brachen in der betreffenden Studie mehr als 60 % die Behandlung ab. Zum einen entstehen bei Morphin erheblich mehr histaminbedingte Immunreaktionen (s. o.), zum anderen wird die Wirkung von Patienten als insgesamt deutlich ungünstiger bzw. unverträglicher eingeschätzt als jene von Heroin (HAEMMIG & TSCHACHER 2001).

## »Automatische« Dosisreduktion durch die Patienten?

Als wir mit der Heroingestützten Behandlung begannen, hatten wir die Vermutung, dass die Patienten die Dosis aufgrund der Toleranzentwicklung quasi bis ins Unendliche steigern würden, um das Rauscherleben zu erhalten bzw. sich wieder zu ermöglichen. Zuerst lernten wir, dass das Rauscherleben längst nicht mehr das war, wie es am Anfang der Heroinapplikation eintritt, sondern es sich nur noch um ein kaum mehr spürbares Rauscherleben handelte. Zudem schien es, wie schon oben beschrieben, eine Art »Grenze« zu geben, ab welcher eine Steigerung der Dosis keinen Zugewinn an Wirkung mehr bringt.

Erstaunt hat uns im Verlauf des ersten Jahres der Behandlung, dass nahezu alle Patienten ihre Dosis nicht etwa steigerten (wie es anfangs durchaus vorkommen kann), sondern sie sukzessive immer weiter verringerten. Erschien uns zunächst die Steigerung als logische Folge eines quasi unbegrenzten Zugangs zur Reinsubstanz, so lernten wir nun, dass es zu einer deutlichen Dosisreduktion durch die Patienten kam. Der zunächst unbekannten Logik dieser neuen Behandlungsform folgend, erschien es uns nun ganz klar, dass die Patienten, wenn es ihnen durch die Wirkungen der Behandlung (Beseitigung von Obdachlosigkeit, Kriminalität, Gesundheitsschäden, desolatem Lebenswandel, Mangelernährung sowie der Wiederherstellung von sozialem Leben, Beziehungen, Würde und Lebensqualität) insgesamt erheblich besser geht, auch weniger von dem Psychopharmakon benötigen. Insofern wird diese Tendenz zur Dosisreduktion nachvollziehbar. Die meisten Probanden reduzierten innerhalb der ersten ein bis zwei Jahre die Dosis auf ca. 60 % der Ausgangsdosis zu Beginn der Behandlung.

Gelegentlich war allerdings ein eher kontraproduktiver Effekt der Dosisreduzierung zu sehen. Einzelne Patienten verringerten die Dosis so stark, dass sich zunehmend Probleme mit dem Auftreten von Angst, Depressivität, psychischer Instabilität, Albträumen, Schlafstörungen usw. ergaben. Die meisten schienen von der Vorstellung eingenommen, sie seien »bessere« Opiatabhängige, wenn sie weniger Heroin zuführten. Bemerkt man einen solchen Fall, so ist der Patient gezielt darauf anzusprechen und ihm diese Fehlannahme aufzuzeigen. In den meisten Fällen leuchtet dies dem Patienten auch ohne Weiteres

ein und er lässt davon ab. In hartnäckigeren Fällen muss mit beständigem, aber sanftem Druck immer wieder auf diese Zusammenhänge hingewiesen werden, insbesondere auch darauf, dass es dem Patienten unter einer zu geringen Dosis auch psychisch schlechter geht.
Ein anderes Problem stellt die Tendenz einiger Patienten dar, vor einer etwaig anstehenden Entgiftung (die wir nur auf Initiative der Patienten hin veranlassten) die Dosis möglichst weit zu verringern, um sich die »Entgiftung zu erleichtern«. Aus medizinischer Sicht ist es jedoch nicht möglich, durch eine Dosisverringerung einen leichteren Entzug zu erzielen. Vielmehr sind die Entzugserscheinungen bei einer Tagesdosis von 600 mg oder 300 mg Heroin kaum unterscheidbar. Somit hat es sicher keinen Sinn, eine Dosisreduktion mit dieser Motivation anzustreben. Darauf sollte der Patient hingewiesen werden. Zudem sind eventuelle Ängste vor der Entgiftung mit ihm zu besprechen. Gegenstand dieser Gespräche kann auch der tatsächliche medizinische Ablauf einer Entgiftung sein, da viele der Patienten schon lange keine solche mehr durchgeführt haben und aus diesem Grund häufig mehr Vermutungen hegen als Kenntnisse darüber besitzen.

## Verringert Heroin die Einnahme von Alkohol und Benzodiazepinen?

Nicht selten meldeten sich für die Behandlung Patienten an, die einen ausgeprägten Konsum von Alkohol und Benzodiazepinen hatten bevor sie in die Behandlung eintraten. Zunächst wurde vermutet, dass sie ja gar nicht an der Behandlung teilnehmen könnten, da sie die vorgegebene Alkoholgrenze von 0,1 Promille nicht würden einhalten können. Einige der Patienten versicherten uns glaubhaft, dass der Alkoholkonsum erheblich nachlassen würde, wenn sie regelmäßig Heroin bekommen würden. Die meisten dieser Patienten kamen aus der Methadon-Substitution, wo sie erheblichen Beikonsum hatten, vor allem Alkohol und Benzodiazepine zusätzlich eingenommen hatten. Sie wussten jedoch aus der Erfahrung, dass wenn sie Heroin nahmen, ihr Druck, Alkohol bzw. Benzodiazepoine zu nehmen, erheblich geringer wurde.

Bei ausgeprägtem Alkoholkonsum vor dem Beginn der Behandlung konnten wir tatsächlich in praktisch allen Fällen feststellen, dass die Patienten den Konsum von einen Tag auf den anderen (fast) völlig einstellten. Es kam auch im weiteren Verlauf der Behandlung kaum einmal zu einer Situation in der diese Patienten die niedrigen Alkoholgrenzwerte nicht einhalten konnten. Die Patienten berichteten uns, dass die beruhigende und stabilisierende Wirkung vom Heroin alleine »völlig ausreichend« sei und sie daher die keinen Bedarf nach einer anderen Substanzeinnahme mehr hätten. Auch eine wissenschaftliche Untersuchung im Rahmen der Modellversuche zur Heroingestützten Behandlung bestätigt die erhebliche Abnahme des Alkoholkonsums (Haasen et al. 2009).

Für die Einnahme von Benzodiazepinen scheint etwas Ähnliches zu gelten. Auch hier erlebten wir immer wieder Patienten, die zu Beginn der Behandlung einen starken Konsum von Benzodiazepinen hatten. Dieser ging bei den meisten Patienten in erheblichem Maße zurück (um ca. 60–80 %) oder hörte ganz auf. Ähnliche Resultate zeigen auch die wissenschaftlichen Untersuchungen wie sie während der Modellprojektphase der Heroingestützten Behandlung unternommen wurden (Eiora-Orosa et al. 2010).

In mehreren Fällen erlebten wir Patienten, die bei den Gesprächen bzw. den Untersuchungen vor Behandlungsbeginn den Eindruck massiver kognitiver Einbußen machten, teils gar nicht mehr regelrecht zeitlich und situativ orientiert waren. Wir diagnostizierten als Psychiater zunächst das Vorliegen eines hirnorganischen Psychosyndroms, schlossen die Patienten jedoch in die Behandlung ein. Schon nach einigen Tagen machte sich bei den Patienten eine erhebliche Aufhellung bemerkbar. Sie waren ansprechbarer, wirkten klarer und waren zunehmend wieder im Besitz ihrer geistigen Kräfte. Einmal erhielten wir gar einen Anruf eines Hausarztes einer Patientin, der uns mehr als erstaunt fragte: »Was haben Sie mit meiner Patientin gemacht? Die ist ja wieder völlig beieinander«, da er diese Patientin über Jahre nur in diesem hirnorganisch reduziert wirkenden Zustand kannte. Wir taten uns schwer, dem Hausarzt wirklich zu sagen, welche alternative Medikation wir gefunden hatten.

Berichtet sei noch von einer Supervisionssitzung des Behandlungsteams, wo in einer Aufstellung die Problematik eines schwer benzodiazepinabhängigen Paares in unserer Behandlung dargestellt wurde. Es standen die beiden Betreffenden, dargestellt durch zwei Teammitglieder, in der Mitte des Raumes und es wurde die Aufgabe gestellt, nun das Heroin durch eine dazutretende Person zu symbolisieren. Diese Person platzierte sich hinter dem voreinander stehenden Paar; symbolisierte so die »Haltgebung«, jenen stabilisierenden Untergrund, den das Heroin den Patienten womöglich vermittelt. Die Person, die die Benzodiazepine darstellen sollte, stellte sich dagegen mit dem Rücken vor das Paar und verdeutlichte so die erhebliche von der Wirklichkeit entfernende und absonderende Wirkung die von diesen Substanzen ausgeht. Aufgrund der jahrelangen Behandlungserfahrungen stellten wir fest, dass die durch Benzodiazepine verursachten Wirkungen die Patienten viel mehr von der Umwelterfahrung abkoppeln, sie generell »weniger erreichbar« und damit beziehungs- und handlungsunfähiger machen als dies beim Heroin der Fall ist.

## Substitutionsmodelle mit Unterschieden: Methadon und Diaphin

Es ist ausdrücklich darauf hinzuweisen, dass große Unterschiede in Bezug auf die Substitutionsbehandlungen mit Methadon und Heroin bestehen. Diese beziehen sich zum einen auf den Charakter des Substitutionsmittels (s. Abschnitt zur Psychopharmakologie), zum anderen auf die Art der die Substitution der begleitenden Kontaktdichte und Behandlung. Aus dieser ergeben sich wiederum eine ganze Reihe von Unterschieden, was die Wirkfaktoren angeht, wie sie im Abschnitt über die Wirkprinzipien der Heroingestützten Behandlung beschrieben sind. Insbesondere ist die Tagestrukturierung durch die mehrfachen Applikationszeitpunkte und die dadurch erheblich vermehrte Kontaktzeit mit dem Behandlungsmilieu ein wesentlicher Wirkfaktor, wenn man die erst dadurch möglich werdenden »Umprägungsvorgänge« berücksichtigt. Auch die erheblich bessere Wirksamkeit von Heroin als symptomkupierendes Psychopharmakon, die dadurch erzielbare psychische Stabilisierung und weitgehende Abstinenz von, meist die Realitätstüchtigkeit schwächenden, Beikonsum anderer Substanzen ein wichtiger Faktor. Zudem ist die Verringerung von Kriminalität und die Entbindung von der Drogenszene von erheblich größerem Ausmaß also in der Methadonsubstitution, wo die Kriminalität zwar bei vielen auch deutlich zurückgeht, aber bei den meisten doch in erstaunlich hohem Maße (ca. zwei Drittel) erhalten bleibt. Tabelle 7 fasst einige wichtige Merkmale der beiden Substitutionsformen zusammen.

**TABELLE 7 Einige wichtige Merkmale der Methadonsubstitution und der Heroingestützten Behandlung im Vergleich**

| | Methadon / Polamidon | Heroin |
|---|---|---|
| Überwindung der Blut-Hirn-Schranke | Keine | Leicht |
| Psychoaktive Wirkung | Kaum | Stark |
| Symptomunterdrückende Wirkungen | Schwach | Stark |
| Schlafbegünstigende Wirkung | Schwach | Stark |
| Häufigkeit der Einnahme | 1× | 2–3× |
| Durchschnittliche Kontaktzeit mit der Behandlungseinrichtung am Tag | 1–5 Min. | 30–60 Min. |
| Ausmaß des Beikonsums | Häufig und nicht selten stark | Wenig und meist gering |
| Ausmaß von Beschaffungs-kriminalität | Gering bis hoch | Sehr gering |
| Maß der milieutherapeutischen Umprägung | Sehr gering bis gering | Gering bis hoch |

# 3 Das Leben mit der Sucht

## Broken-Home-Biografien und Entwicklungstraumatisierung

Abhängigkeit ist eine weitverbreitete Krankheit, jedoch gleichzeitig auch Ausdruck einer psychischen Notlage. Ebenso wie andere psychiatrische Erkrankungen kann sie den Versuch einer verfehlten Selbstbehandlung darstellen, welche momentanen Leidensdruck zu mindern und eine Grundfunktionalität aufrechtzuerhalten vermag. Abhängigkeit kann für jeden betroffenen Patienten einen individuellen Sinn haben und vielschichtige, komplexe Motivationen enthalten oder überdecken.

Jedoch kann Abhängigkeit immer nur einen unvollständigen, fehlgeleiteten Ansatz zur Selbsttherapie darstellen. Drogenabhängige Patienten mit diesen (teils dysfunktionalen) Selbsttherapiemustern laufen verlieren beinahe zwangsläufig den Anschluss an das Gesundheitssystem und die gesellschaftliche Teilhabe und fügen sich und ihren Mitmenschen schwere Schäden zu.

Diesem meist erfolglosen Versuch des »Heil-Seins« stellen wir typische Suchtbiografien voran. Nicht selten finden wir bei unseren Patienten im Bereich der schweren Drogenabhängigkeit in der Vorgeschichte komplexe Traumatisierungen durch körperliche und psychische Misshandlung und durch Vernachlässigung im Kindesalter.

Van der Kolk (2005) stellt der Posttraumatischen Belastungsstörung, einem in den gängigen psychiatrischen Diagnose-

**TABELLE 8 Merkmale der Entwicklungstraumastörung** nach van der Kolk (2005)

| **Einzelsymptome einer Entwicklungstraumastörung** | | |
|---|---|---|
| **A. Traumakriterium** | Mehrfaches und anhaltendes Ausgesetztsein einer oder mehrerer Formen von entwicklungsschädigenden Traumata (Vernachlässigung, zwischenmenschlicher Verrat / Betrug, körperliche Gewalt, sexualisierte Übergriffe, Gefährdung der körperlichen Unversehrheit, Gewaltpraktiken, Folter, emotionaler Missbrauch, Zeugenschaft von Gewalt und Tod) | |
| | Subjektive Erfahrungen (Wut, enttäuschtes Vertrauen, Angst, Resignation, Vernichtungsgefühl, Scham, Ekel) | |
| **B. Anhaltendes Fehlregulationsmuster im Zusammenhang mit traumabezogenen Erinnerungsreizen** | Gestörte Affekt- und Impulsregulation | Keine Feinabstufung der Gefühle möglich. Leichte Erregbarkeit in zwischenmenschlichen Situationen und Kommunikationen. Ärger und Zorn dominiert. Eigene selbstschädigende Tendenzen (z. B. Suizidalität, Selbstverletzung). Störung der Sexualität und exzessives Risikoverhalten. |
| | Somatisierungsphänomene | Häufige psychogene Beeinträchtigungen bzw. manifeste Krankheiten, z. B. Verdauungsstörungen, chronische Schmerzen, kardiopulmonale Symptome, Konversionssymptome und sexuelle Symptome |
| | Verhaltensveränderungen | Nachkonstellieren (Re-enactment), Reviktimisierungsneigung, Verhaltensexzesse |
| | Kognitive Veränderungen von Aufmerksamkeit und Bewusstsein | Dissoziale Symptomatik: Anhaltende Aufmerksamkeitsstörungen und wiederholte psychogene Bewusstseinstrübungen. Ausgeprägte und häufige Amnesien und zeitweises Depersonalisationserleben. |
| | Interpersonelle Veränderungen | Unfähigkeit zur gleichberechtigten partnerschaftlichen Interaktion. Anfälligkeit für überspannte Ansichten. Unfähigkeit zu Vertrauen. Dysfunktionale Wahrnehmung des Täters bis zu dessen Idealisierung. Exzessive Beschäftigung mit Rachephantasien. Viktimiserung anderer Personen. |

| | | |
|---|---|---|
| | Selbstbild-veränderungen | Beeinträchtigtes Identitätsgefühl: Ausgeprägte Überzeugung, ein beschädigtes Leben zu führen, das nicht mehr zu reparieren ist bzw. ausgeprägte Überzeugungen, im Leben etwas falsch gemacht zu haben. Permanent Schuld- und Schamgefühl. |
| **C. Soziokognitive Veränderungsmuster** | Verlust früherer Orientierungen, Hoffnungen, Motivstrukturen und persönlichkeitsstabilisierender Überzeugungen | |
| **D. Funktionelle Beeinträchtigungen** | Bezogen auf Bildung, Familie, persönliche Beziehungen, Justiz- und Rechtsangelegenheiten und Beruf. *Entspricht analogem Kriterium bei allen DSM-Störungsdefinitionen.* | |

katalogen DSM-IV-R und ICD-10 beschriebenen schweren psychiatrischen Krankheitsbild, das nach stark belastenden Ereignissen auftritt und noch Jahre später beträchtliche Symptome verursachen kann, die *Entwicklungstraumastörung* an die Seite.

Diese zeichnet sich in der Entstehung weniger durch einmalige traumatische Ereignisse in der Biografie, sondern durch über lange Zeit andauernde kritische Lebensumstände aus, die durch Gewalt, Vernachlässigung, körperlichen und emotionalen Missbrauch und Deprivation gekennzeichnet sein können und ein chronisches und komplexes psychiatrisches und psychosomatisches Beschwerdebild bedingen, welches sich in seinen vielfältigen Folgen für Entwicklung und resultierende Persönlichkeitsstruktur nicht in die Kategorien von ICD-10 bzw. DSM-IV unterbringen lässt.

Die Biografien vieler Diaphinsubstituierter werden durch traumatische Lebensumstände geprägt. Hierzu zählen neben oben beschriebenen Gewalt- und Missbrauchserlebnissen

- emotionale Vernachlässigung, Gleichgültigkeit der Betreuungspersonen, Liebesentzug
- wechselnde Betreuungspersonen, z. B. in Pflegefamilien, Heimen, wechselnden Partnerschaften der Eltern

- frühe erzwungene Eigenständigkeit, langes Alleinesein in der Wohnung ohne regelmäßige Mahlzeiten oder helfende Unterstützung durch feste Bezugspersonen
- sensorische Deprivation (wenig Berührtwerden, das Fehlen von elterlicher körperlicher Zuwendung)

## Das körperliche Erleben bei Heroinabhängigkeit

### Körpererleben durch Selbstschädigung und Schmerz

Bei vielen Patienten erleben wir in der klinischen körperlichen Untersuchung eine große Scheu, wenn nicht gar Angst, vor auch zurückhaltenden, vorsichtigen Berührungen. Angesichts der oft vorbestehenden selbstzugefügten massiven Körperschädigungen (Abszessstraßen, Thrombophlebitis, Ulzera) ist dies ein zunächst verblüffender Kontrast. Der letzte nichtbedrohliche Körperkontakt zu anderen Menschen liegt in manchen Fällen schon viele Jahren zurück.

Intravenöser Konsum von Straßendrogen ist ein umfassendes körperliches Erlebnis, es vereinigt Schmerz, Scham und Ekel, höchste Lust, Erregung und Entspannung nebeneinander. Während bei vielen Patienten seit Jahren – oder auch lebenslang – keine von körperlicher Zärtlichkeit geprägte Beziehung mehr bestanden hat und die Sexualität in vielen Fällen längst in den Hintergrund getreten ist, scheint das Körpererleben auf einen anderen Bereich umgeprägt zu sein, in den Bereich des Schmerzes und der Linderung von Schmerzen. In diesem Zusammenhang ist riskanter Drogengebrauch auch als Strategie der Selbstwahrnehmung und -begrenzung zu verstehen: *Hier bin ich, hier kann ich mich fühlen, hier kann ich diese Gefühle kontrollieren.*

In diesem Zusammenhang kann unsauberer Drogenkonsum mit den damit verbundenen körperlichen Begleiterkrankungen eine Variante selbstverletzenden Verhaltens darstellen, wie wir es aus dem Bereich der sogenannten Borderline-Persönlichkeitsstörung kennen. Dieses Verhaltensmuster kann auch während der Diaphinsubstitution immer wieder in den Vordergrund treten, etwa durch wiederholte Injektion in ungeeignete Stellen, Intoxikationen durch Beikonsum, Provokation von Entzündungen durch mangelhafte Desinfektion oder absichtliches Verunreinigen der Injektionsnadel. Abgesehen davon, dass selbstschädigendes Verhalten während der Substitution nach Möglichkeit unterbunden werden sollte, ist es wichtig, darauf hinzuweisen, dass die Selbstbeibringung von Wunden oder Schmerzen dennoch im Kern eine Ressource der Körpererfahrung darstellt, auf die nicht sofort bei Substitutionsbeginn verzichtet werden kann. Das Umprägen der von Schmerz und Leid geprägten Körperlichkeit hin zu positiven, wertschätzenden Umgang mit dem eigenen Körper ist ein allmählicher, intimer und vorsichtiger Prozess, der nicht erzwungen werden kann.

## Kompetenzerleben im Umgang mit Schmerz und Leiden

In der Substitutionspraxis begegnen wir gerade bei in neu die Behandlung aufgenommenen Patienten häufig gravierenden körperlichen Krankheitsbildern. Hierzu zählen neben allgemeiner Verwahrlosung und mangelhafter Körperpflege oft schwerwiegende Entzündungen der Extremitäten, Abszessstraßen, chronifizierte eitrige Entzündungsherde, ausgeprägte postthrombotische Syndrome mit Ödemen, Durchblutungsstörungen und Ulzera. Demgegenüber steht häufig eine erstaunlich gelassene, nicht selten auch bagatellisierende Haltung der

Betroffenen, die nicht immer Bereitschaft zeigen, diese behandlungsbedürftigen Erkrankungen auch durch geeignete Fachärzte untersuchen zu lassen, eine Behandlung oft sogar trickreich unterlaufen.

Der Unwille vieler Patienten, körperliche Krankheiten behandeln zu lassen, ist nicht allein mit Misstrauen gegenüber Instanzen des Gesundheitssystems aufgrund schlechter Vorerfahrungen zu erklären, die drogenabhängige Patienten mit Vorbehandlern gemacht haben. Vielmehr ist davon auszugehen, dass Selbstkontrolle und Kompetenz im Umgang mit dem eigenen Körper bei vielen schwer kranken Patienten im Zusammenhang mit unangenehmen Körperzuständen erlebt werden: Reaktionslosigkeit, Stillhalten und Aushalten in Gegenwart von Schmerz und Angst, das Abspalten des Leidens. Diese Strategie zum Umgang mit negativen Gefühlszuständen finden wir bei vielen Patienten, die an einer Traumafolgestörung leiden. Ihre maximale Variante ist die Dissoziation, das völlige Verlassen der körperlichen Wahrnehmungswelt.

## Psycho- und Soziodynamik Schwerabhängiger

### Mangelhafte Selbstberuhigungsfähigkeit als eine Ursache von Opiatabhängigkeit

Aus tiefenpsychologischer Sicht ist die frühe Kindheit nicht allein zum Erlernen von Fähigkeiten und Kenntnissen wichtig, sondern zum Aufbau einer vertrauensvollen Beziehung zur Umwelt, zur Eingrenzung und Stärkung des Ich in eine sich ständig verändernde, potenziell bedrohliche Welt. Hierzu ist die stützende Zuwendung von Eltern oder anderen Erziehenden unentbehrlich.

Ein Kind reagiert auf ihm unbekannte Geschehnisse zunächst ängstlich; diese Angst kann durch Hilfe und Unterstützung von Erwachsenen, zum Beispiel beim Herumtragen des Säuglings und später beim Spaziergang an der Hand von Mutter oder Vater, überwunden werden und eine von Neugier getragenes Umwelterleben ersetzt werden. Gelingt es einem Kind, die liebevolle, entängstigende Unterstützung einer Vertrauensperson auch dann zu erleben, wenn diese nicht mehr zugegen ist, dann sprechen wir von einer *Internalisierung des Objekts*: Dem Kind gelingt es, eine feste, konstante Vorstellung von elterlicher Liebe und Hilfe in sich zu halten und darauf zurückzugreifen, um sich zu stabilisieren.
Man kann diese Verinnerlichung von sichernden und beruhigenden vordem äußeren Personen, in der Tiefenpsychologie unglücklicherweise oft als »Objekte« bezeichneten Instanzen an folgendem Beispiel aufzeigen. Man stelle sich ein etwa einjähriges Kind vor, welches mit seiner Mutter in einem Wohnzimmer sitzt. Plötzlich beginnt im Nebenraum eine Spieluhr zu spielen und weckt das Interesse des Kindes. Dieses wird so neugierig, dass es versucht näher zu der reizvollen Musik zu gelangen. Dazu krabbelt es in die Richtung aus der die Musik kommt. Nachdem es zwei Meter von der Mutter weggekrabbelt ist, dreht es sich plötzlich um und vergewissert sich, dass die sichernde Mutter noch da ist. Diese gibt unterstützende und ermunternde Kommentare, da sie die Unsicherheit des Kindes bemerkt und ihm Sicherheit vermitteln will. Das Kind krabbelt weiter bis zum Türrahmen und sieht sich wieder um, um sicher zu wissen, dass die Situation und sein Verhalten durch die Mutter geschützt ist. Die Mutter ermutigt weiter und das Kind traut sich nun sogar bis hinter den Türrahmen vor, so dass die Mutter ganz aus dem Blickfeld ist. Plötzlich bekommt es Angst und krabbelt schnell wieder zurück, um zu sehen, ob die Mutter noch sichernd vorhanden ist. Da es wieder eine

ermutigende Mutter wahrnimmt, traut es sich beim nächsten Versuch bis ganz zu der Quelle der bezaubernden Musik vor und entdeckt eine schöne Spieluhr ...

Was wir auf psychologischer Ebene festhalten können, ist, dass das Kind nach wiederholter Absicherung zunehmend in der Lage war, seine Ängste zu verlieren bzw. zu regulieren und damit der Situation und sich selbst zu trauen. Es fühlte sich zunehmend sicherer durch die Sicherheit und Ermutigung spendende Mutter, die es immer mehr »in sich hineinnehmen« konnte. Am Ende konnte es sich nur durch die Vorstellung, das innere Bild der sichernden Mutter sicher fühlen und die entstehenden Ängste beruhigen. Das so entstehende Vermögen zur Selbstberuhigung und der Angstbewältigung ist grundlegend für die innere Stabilität, die Frustrationstoleranz und das Durchstehen von schwierigen belastenden Situationen. Wenn die Mutter eher durch eigene Unsicherheit, mangelnde Einfühlung und Aufmerksamkeit, noch schlimmer: Rücksichtslosigkeit, Diskontinuität, Nichtvorhandenheit (Heimkinder), Nichtanwesenheit, Rücksichtslosigkeit und fehlende Sensibilität erschien, kann dem Kind ein Defizit im Bereich der Selbstberuhigung verursacht werden. Dieses ist später nur sehr schwer zu beseitigen, da in einer wichtigen Prägungsphase, die nur ein bis zwei Jahre dauerte, ein Defizit verursacht wurde, das später nicht mehr »nachzubessern« ist. Hat eine solche Schädigung stattgefunden, so besitzt der Betreffende nicht die Fähigkeit, sich mittels innerer Prozesse zu beruhigen, sondern benötigt ein externes Hilfsmittel zur Beruhigung. Hier kommt nun die Pharmakologie ins Spiel. Der Betreffende hat nämlich im Verlauf seiner späteren Entwicklung herausgefunden, dass es Stoffe gibt, die eine solche Beruhigung erzeugen können. Diese Stoffe, zumeist Alkohol, Benzodiazepine, Cannabis und Opiate (nie dagegen Amphetamine oder Halluzinogene) dienen ihm dann als verfügbare Mittel zur Selbstberuhigung, auf die er durch seine Störung angewiesen ist.

Im Zusammenhang mit einer Entwicklungstraumastörung kann diese Objektinternalisierung gestört sein: Das Grundvertrauen in Güte und Zuverlässigkeit der Mitmenschen ist nachhaltig eingeschränkt, zwischenmenschliche Beziehungen werden als inkonstant, ängstigend, unzuverlässig, trügerisch erlebt. Zugleich können betroffene Patienten ängstigenden Reizen weniger gut begegnen, erleben Alleinsein, Angst und Verunsicherung erheblich stärker als Gesunde. Die Folge sind Störungen der Affekt- und Angstregulierung, der Impulskontrolle und der Selbstwertregulation. Der Umgang mit unangenehmen Gedanken und Gefühlen (Stress-Coping) kann erheblich erschwert sein.
Von besonderer Bedeutung an dieser Stelle ist die psychopharmakologische Wirkung von Opiaten, die auf diese Symptome lindernd und ausgleichend wirken können. Führen wir uns vor Augen, dass Opiatentzügigkeit diese Symptome – Ängstlichkeit, Reizbarkeit, Aggressivität – noch weiter verstärken kann, so verstehen wir den unmittelbaren Leidensdruck, den ein Entzügiger verspürt.

## Der abgehängte Patient: Perspektiven von Heroinabhängigen und das Bild in der Öffentlichkeit

Die Zahl der Drogentoten ist im Jahr 2008 mit 1 449 Todesfällen zum zweiten Mal in Folge wieder gestiegen (+3,9 %), nachdem die Zahl der Todesfälle zuvor viele Jahre kontinuierlich gefallen waren. Zu den Opfern gehören Schwerabhängige, die aufgrund ihrer psychischen Verfassung, der sozialen Isolation und Verwahrlosung praktisch keinen Zugang mehr zum öffentlichen Gesundheitssystem haben. Insbesondere sind ältere Abhängige betroffen. Zu den Haupttodesursachen gehören neben Überdosierungen Folgeerkrankungen des Drogenkonsums wie Hepatitis C, Leberzirrhose oder mit einer HIV-Infektion vergesellschafteten Erkrankungen sowie Suizidalität (Drogenbeauftragte der Bundesregierung 2009). Wie sich anhand der Datenlage nachvollziehen ließ, waren die verstorbenen Abhängigen Personen, die vom gängigen Suchthilfesystem nur ungenügend erreicht werden konnten.

Die Heroingestützte Behandlung richtet sich an Abhängige, denen mit den bislang etablierten Therapieformen nicht ausreichend geholfen werden kann. Sie trägt somit an wichtiger Stelle zu einer Verbesserung der Lebensqualität der Betroffenen bei und kann die Mortalität der von dieser Suchtkrankheit Betroffenen senken. Sie hilft dort, wo sonst niemand mehr hilft.

Dies stößt oft auf Unverständnis. Die Wahrnehmung von psychiatrischen Patienten, insbesondere von Suchtkranken und in noch stärkerem Maße von Heroinabhängigen wird von Vorurteilen und fehlerhaften Darstellungen in den Medien beeinträchtigt. Drogenkranke sind in der Tat nicht selten unangenehme Patienten: Körperliche Verwahrlosung, chronische und infektiöse Krankheiten, schlechte Compliance und Kriminalität sind verbreitet. (Allerdings gibt es eine erstaunliche Zahl heroinabhängiger Menschen, die von diesem Bild beträchtlich abweichen.)

In bestimmten Kreisen von Politik und Öffentlichkeit werden Heroinabhängige als selbstverschuldet Kranke wahrgenommen, die den Weg in die Genesung trotz zugänglicher Angebote immer wieder »freiwillig« verlassen. *»Alkoholikern kaufen wir von Steuermitteln ja auch keinen Kasten Bier.«*

Die Heroinabhängigkeit wird immer noch, anders als etwa die Volkskrankheit Alkoholabhängigkeit, sehr viel stärker im Zusammenhang mit individueller Schuld und Verantwortung der Kranken für ihr Schicksal dargestellt. Nur so erklärt sich der mehreren Jahren währende Prozess der Zulassung von Heroin als verschreibungsfähiges Medikament, die schließlich im Mai 2009 im Deutschen Bundestag beschlossen wurde. Die Vorstellung, Süchtige für ihr süchtiges Verhalten zu »belohnen«,

ihnen das Suchtmittel kostenlos zur Verfügung zu stellen, erregt nach wie vor die Gemüter.
Diese Haltung finden wir nicht nur bei medizinischen Laien, sondern vielfach auch bei Ärzten. Langzeitabhängigen haftet das Bild der Verlierer an: Allerdings selbstverschuldete Verlierer gegen die eigene Lust, Heroin zu nehmen – und nicht etwa Verlierer der gesellschaftlichen Teilhabe, der körperlichen Unversehrtheit, der Freiheit des Willens, des sozialen Status.
Eine schwerwiegende Ausgrenzung der Abhängigen ist die Folge. Zwar gibt es inzwischen Nischen für Schwerstabhängige – etwa im Rahmen der akzeptierenden Drogenarbeit, in geschützten Konsumräumen, aber auch juristische Nischen wie die Straffreiheit bei Besitz von sehr geringen Mengen Heroin – doch finden wir diese Nischen am Rande der Gesellschaft, weit außerhalb des bürgerlichen Wahrnehmungsfelds.
Wir plädieren für ein Umdenken. Es gilt die unumstößliche Tatsache anzuerkennen, dass nicht alle Schwerstabhängige durch die bislang frei verfügbaren Therapieformen (Entgiftungs- und Entwöhnungsbehandlungen, Substitution mit Methadon oder Buprenorphin) erreicht werden können. Es gibt diese Menschen, sie sind mitten unter uns, sie brauchen Behandlung, sie sind viele. Es ist Zeit, die Behandlungsangebote an diesen Tatsachen zu orientieren und die persönlichen und gesundheitsökonomischen Vorzüge der Heroingestützten Behandlung zu würdigen.

## Traumatisierte Patienten: Bedeutung der ärztlich-psychiatrischen Versorgung

Arztsein in der Substitutionsambulanz bewegt sich im Spannungsfeld zwischen verschiedenen ärztlichen Tätigkeitsfeldern. Für den in der Diaphinsubstitution tätigen Arzt beschreiben wir mehrere Tätigkeitsfelder.

1. **Substitutionsarzt:** Liegt mein Behandlungsziel eher in der Entwöhnung oder in der Erhaltungstherapie?
2. **Praktischer Arzt:** In welchem Maße fühle ich mich für hausärztliche Aufgabe zuständig? Wo sehe ich mich eher als Spezialist (z. B. für Abhängigkeitserkrankungen, allgemeinpsychiatrische Fragestellungen)
3. **Psychiater und Psychotherapeut:** Wie kann ich eine adäquate fachärztlich-psychiatrische Versorgung sicherstellen? Welche Behandlungsformen und -schwerpunkte wähle ich?

## Substitutionsarzt

Wie in der Methadonsubstitution steht auch in der Diaphinsubstitution die pharmakologische Behandlung mit dem Suchtersatzmittel im Vordergrund: *Ohne Diaphin bleibt die Ambulanz leer.* Im Zentrum sämtlicher ärztlicher Bemühungen sollte zunächst stehen, das Vertrauen des Patienten in die Substitutionsbehandlung aufrechtzuerhalten und ihm eine dauerhafte vertrauensvolle Beziehung zur Ambulanz zu ermöglichen. Alle anderen therapeutischen Bemühungen – lebensbedrohliche Notfälle ausgeschlossen – haben sich diesem Ziel unterzuordnen.

Auf die zahlreichen atmosphärischen und strukturellen Unterschiede zwischen Diaphin- und Methadonsubstitution wird an anderer Stelle ausführlich eingegangen. Festzuhalten bleibt hier, dass Methadonärzte keine Diaphinärzte sind. Methadonsubstituierende Ärzte sind häufig Allgemeinmediziner oder Internisten. In der Diaphinsubstitution ist aufgrund der Aufnahmekriterien und der besonderen Krankheitsschwere eine intensivere – auch fachärztlich-psychiatrische – Patientenversorgung verpflichtend: Die Patienten sind oft chronisch abhängig *und* psychiatrisch erkrankt, etwa durch eine Traumafolgestörung oder eine Psychose.

- Therapeuten, die bereits ausführliche ambulante Erfahrungen in der Methadonsubstitution gewonnen haben, profitieren von ihrer atmosphärischen Nähe zur Drogenszene, sie kennen die üblichen Gebräuche, Verhaltenscodes, die Sprache der Süchtigen. Vielen heroinabhängigen Patienten fällt es leichter, zu solchen Ärzten Vertrauen zu fassen.
- Therapeuten, die als niedergelassene oder im Krankenhaus tätige Psychiater und Psychotherapeuten noch keine umfassenden Erfahrungen mit der Methadonsubstitution gemacht haben, profitieren von ihrer Praxis im Umgang mit psychiatrischen Erkrankungen, der Verschreibung von Psychopharmaka, dem Einsatz psychotherapeutischer Techniken.

## Praktischer Arzt

Die Diaphinsubstitution ist nicht wie Teile der Methadonsubstitution in ein hausärztliches System eingegliedert, sondern hat ihre Schwerpunktkompetenz im psychiatrisch-psychotherapeutischen Bereich. Dies führt dazu, dass im Einzelfall darüber entschieden werden muss, welche hausärztlich-allgemeinmedizinischen Themen durch die Substitutionsambulanz abgedeckt werden können: Wer verbindet die Abszesswunde? Wer hört dem hustenden Patienten die Lungen ab? Wer misst den Blutdruck oder stellt weiterführende Fragen zum chronischen Kopfschmerz?

In der Praxis werden diese alltäglichen Probleme durch die Ambulanzärzte angegangen: Oft sind sie es, die bei kleineren und größeren gesundheitlichen Beschwerden zuerst aufgesucht werden. Sie beraten, stellen Kontakt zu weiterbehandelnden Ärzten her, sichten Befunde und überschauen verschiedene Medikationen; in den Ambulanzen werden oftmals auch Tagesmedikationen bevorratet und ausgeteilt.

Substitutionsärzte sind jedoch keine Hausärzte.

Dieses medizinische Hilfsangebot sollte nicht mit dem hausärztlichen System konkurrieren, sondern es vielmehr ergänzen. Oftmals haben wir es in der Diaphinsubstitution mit Patienten zu tun, die seit vielen Jahren keinen Arzt mehr aufgesucht haben; die Aufnahmeuntersuchung ist in diesen Fällen eine vorsichtige Kontaktaufnahme mit dem Gesundheitssystem, zu dem oft ein höchst konfliktbeladenes Verhältnis besteht. Diese Patienten tun sich sehr schwer damit, fremde Ärzte aufzusuchen und sich mit ihren mitunter durch den jahrelangen Drogenmissbrauch schwer beeinträchtigten Körpern zu zeigen. In zahlreichen Fällen sind die ärztlichen Untersuchungen die einzigen nicht-gewalthaften körperlichen Berührungen, die Patienten seit langer Zeit erfahren haben. Ziel von einfühlsamen Substitutionsärzten sollte es sein, dieses Vertrauen in medizinische Institutionen erneut zu bahnen und zu unterstützen.

## Psychiater und Psychotherapeut

Es wurde bereits darauf hingewiesen, dass Patienten, die für Diaphinsubstitution infrage kommen, nicht allein an einer Suchtkrankheit mit daraus folgenden Komorbiditäten leiden, sondern Suchterkrankungen, schwere somatische Leiden und psychiatrische Erkrankung nebeneinander bestehen. Insofern ist die Integration verschiedener Fachdisziplinen in das Behandlungskonzept von großer Wichtigkeit.

In die Methadonsubstitution sind Ärzte verschiedener Disziplinen eingebunden, zumeist jedoch Allgemeinmediziner, Internisten und Psychiater. Für den Fall der flächendeckenden Einführung der Heroinsubstitution stellt sich natürlich die Frage, welche Behandler infrage kommen beziehungsweise zur Verfügung stehen.

Aus unserer Sicht sind umfassende psychiatrische Kenntnisse der Substitutionsärzte unerlässlich. Dies beinhaltet nicht nur suchtmedizinische Kenntnisse (Grundlagen und Erhaltung der Sucht, Entgiftung und Entwöhnung), sondern aufgrund der besonderen Krankheitsschwere und der vielfältigen psychiatrischen Störungsbilder auch die Befähigung, komplexe psychodynamische Prozesse zu erkennen, psychopathologische Krankheitsbilder abzugrenzen und ihnen durch gezielte (psycho-)therapeutische Interventionen zu begegnen.

Diese Qualifikationen werden am ehesten durch Fachärzte für Psychiatrie und Psychotherapie abgedeckt.

Die Implementierung der Diaphinsubstitution in den Katalog der gesetzlichen Krankenkassen wirft viele Fragen auf. Hieraus ergeben sich Fragen wie: Sollte parallel zur Substitution auch eine allgemeinmedizinische Versorgung angeboten werden? Können Substitutionsärzte, die gleichzeitig allgemeinmedizinische Tätigkeiten verrichten, genügend Zeit für die psychiatrische Arbeit finden? Bietet die enge Arzt-Patienten-Bindung zwischen Substituiertem und Substitutionsarzt nicht andererseits auch eine Chance, durch eine allgemeinmedizinische Mitbehandlung zu einer umfassenderen Verbesserung des Gesundheitszustands beizutragen? Ist die Diaphinsubstitution nun eher im allgemeinmedizinischen Feld oder im psychiatrischen Feld anzusiedeln? Ist es zu rechtfertigen, durch Beschränkung der Diaphinsubstitution auf psychiatrisch tätige Ärzte die Zahl der Versorgungsplätze niedrig zu halten?

Dies ist zum gegenwärtigen Zeitpunkt nicht zu Ende gedacht und wird sich schließlich eher an der allgemeinen Versorgungslage als an individuellen psychiatrischen Bedürfnissen der Patienten orientieren. Einstweilen bleibt festzuhalten:

Nur durch ein gewissenhaftes, eng vernetztes Nebeneinander von psychiatrischer und allgemeinmedizinischer Arbeit ist eine optimale Diaphinsubstitution zu gewährleisten.

# 4 Wie wir arbeiten

## Haltung: Auf Augenhöhe

### Das Gemeinschaftliche und die Arbeitshaltung

Im multiprofessionellen Team einer Substitutionsambulanz kommen viele unterschiedliche Berufsgruppen, Charaktere und Temperamente mit ganz verschiedenen Lebenseinstellungen, Motivationen, Wünschen und Tabus zusammen und arbeiten gemeinsam an einem Ziel.
Nur welches ist dieses Ziel? Wie bereits beschrieben, stellt diese Frage eine der frühesten großen Herausforderungen eines Substitutionsteams dar. Wie definieren wir unsere Arbeit? Was wollen wir bei unseren Patienten bewerkstelligen? Wofür die ganze Mühe?
Hier stehen sich häufig unterschiedliche Weltanschauungen gegenüber, gegensätzliche Ansätze der Patientenbehandlung mit gleichrangiger Legitimation. Es wichtig, im Team offen darüber zu sprechen, welche Geisteshaltungen und Strömungen bei den Mitarbeitern wiederzufinden sind, welche vielleicht überrepräsentiert oder zur marginal vertreten sind.
Auf der einen Seite finden wir nicht selten die Vertreter des »Einstiegs zum Ausstieg«: Sie verstehen die Heroinsubstitution als Möglichkeit, drogenabhängigen Patienten für einen gewissen Zeitraum einen sicheren Ort zu gewähren, einen beschützten Weg, der schließlich zur Drogenabstinenz und somit zu einem von äußeren Zwängen freien und selbstbestimmten Leben führen kann. Besonders Therapeuten, die persönlich Erfahrungen mit Suchterkrankungen bei sich oder anderen gemacht

haben, teilen gern die heilende Erfahrung der gelungenen Drogenabstinenz. Diese durchaus positive und den Patienten und seine Zukunftsperspektiven wertschätzende Haltung findet ihre riskante Überspitzung in der gelegentlichen Formulierung, Patienten auch gegen ihren Willen »in die Entgiftung zu schicken.« Bei Therapeuten dieser Geisteshaltung finden wir den Wunsch, Dosierungen niedrig zu halten, spontane Dosiserhöhungen eher nicht zu gewähren und auf eine ganz allmähliche, aber spürbare Dosisreduktion zu setzen.

#### Vorzüge dieser Haltung

- Patienten werden in ihrem Wunsch nach Gesundung ernst genommen. Wo andere Therapeuten bereits aufgegeben haben, wird am Ziel der Besserung, der Normalisierung, festgehalten.
- Patienten spüren das Zutrauen der Therapeuten in ihre Gesundungsfähigkeiten. Sie fühlen sich hierdurch auf dem Wege der Besserung unterstützt und können eine Langzeitperspektive der Unabhängigkeit entwickeln.
- Das Teamziel *Abstinenz* ist klar umrissen. Dies erleichtert, gemeinsam darauf hin zu arbeiten.

#### Risiken dieser Haltung

- Besonders Schwerstabhängige können von dem Ziel der Drogenabstinenz überfordert sein. Alle bringen bereits erfolglose Therapieerfahrungen mit in die Substitution. Frustrations- und Versagensmomente können durch misslungene Entgiftungen hervorgerufen werden. Der Heroinkonsum wird bei Betroffenen und Helfern schuldhaft erlebt.
- Es wird zwischen »erfolgreichen« und »nicht erfolgreichen« Patienten unterschieden.
- Es ist schwer, Patienten in ihrem So-Sein vorbehaltlos zu akzeptieren und diese wichtige Akzeptanz in der Therapie spür-

bar werden zu lassen, wenn gleichzeitig mitschwingt: Du musst dich *unbedingt* ändern.

- Nicht alle Patienten, die nach einer Entgiftung wieder rückfällig werden, treten erneut mit der Substitutionsambulanz in Kontakt. Hierbei spielen Schuld- und Schamgefühle eine besondere Rolle.

Auf der anderen Seite des Spektrums steht die Haltung der bedingungslosen Toleranz – das vorbehaltlose Akzeptieren des Süchtigseins der Patienten. Nicht die Änderung des anderen steht im Mittelpunkt der Begegnung, sondern die Frage: Was in mir hilft mir, meinen Patienten zu verstehen? Wo haben wir Gemeinsamkeiten? Was hätte in meinem Leben schiefgehen müssen, damit ich an seiner Stelle wäre? Therapeuten dieser Geisteshaltung verstehen es als ihre Aufgabe, ihre Patienten beständig durch die Schwerstabhängigkeit zu begleiten und sie zu unterstützen, ohne die Abstinenz in den Mittelpunkt der Behandlung zu stellen.

**Vorzüge dieser Haltung**

- Sie schafft ein Klima des Vertrauens und der vorurteilsfreien Begegnung. Patienten wird bedingungslos wertschätzend begegnet. Die therapeutische Beziehung hebt sich damit deutlich von vorangegangenen, oft konflikthaften Kontakten zum Gesundheitssystem ab.
- Der Begriff der Gesundheit wird zunächst nicht mehr durch die Frage der Opiatabhängigkeit bestimmt, sondern verschiebt sich: Wie fülle ich meine Tage, wenn ich mich nicht mehr um Stoffbeschaffung kümmern muss? Was tut mir – abgesehen vom Heroinkonsum – gut, womit kann ich meine Zeit angenehm und sinnvoll gestalten?
- Misserfolgserlebnisse, die sich in zahlreichen Suchtbiografien gehäuft finden, werden zunächst einmal ausgeschlossen. Das Selbstwertgefühl der Patienten kann sich somit unabhängig von der Suchtfrage vorsichtig entfalten.

- Gelingt eine Entgiftung nicht – die in jedem Fall von den Patienten selbst ausdrücklich eingefordert sein muss –, so hat dies einen geringeren Einfluss auf die therapeutische Beziehung. Scham und Kränkung treten in geringerem Maße auf.

**Risiken dieser Haltung**

- Viele Patienten sind auf eine Zukunftsperspektive, einen Streif Hoffnung am Horizont, angewiesen. Wird der Ausstieg aus der Sucht seitens der Therapeuten als unrealistisch, wenn nicht gar unmöglich beschrieben, so kann dies verheerende Folgen haben. Die Haltung muss bleiben: *Sie* werden das schaffen können, wenn *Sie* es wollen und es der richtige Zeitpunkt ist.
- Teamkonflikte: Nicht alle Teammitglieder werden diese Haltung mittragen und auf ein klares »Behandlungsziel« vor Augen verzichten können. Es ist wichtig, immer wieder darauf hinzuweisen: Das Überleben der Patienten ist ein primäres Behandlungsziel von großem Wert, unabhängig von der Frage der Opiatabhängigkeit.

So unterschiedlich die Ziele und Motivationen verschiedener Therapeuten sind, so sehr unterscheiden sie sich auch von Patient zu Patient. Bei vielen Langzeitabhängigen bestehen gleichzeitig Wünsche nach Abstinenz auf der einen Seite und nach permanenter, angstfreier Diaphinsubstitution auf der anderen Seite. Diese Ambivalenz schafft Spannungen in der Behandlung und kann impulsive Situationen herbeiführen, z.B. den plötzlichen Wunsch nach sofortigem Behandlungsabbruch oder einer sehr hohen Dosissteigerung. Es ist wichtig, Patienten gegenüber klar zu signalisieren, *beide Wünsche* – den nach Entgiftung und den nach angstfreier Substitution – *gleichzeitig* zu hören und ernst zu nehmen.
Um den unterschiedlichen Strömungen im therapeutischen Team entgegenzuwirken ist es nötig, unterschiedliche Hal-

tungen klar zu kommunizieren und regelmäßig in Supervisionen die offene Konfrontation untereinander zu suchen. Noch einmal deutlich: *Beide Haltungen* sind wertvolle Bestandteile des funktionierenden Teams und helfen, höchst unterschiedlichen Patienten auf individuelle, optimale Weise zu begegnen. Es sollte nicht das Ziel sein, eine einzige klare Linie im Team durchzusetzen, da somit in jedem Fall Patienteninteressen auf der Strecke bleiben werden.

Wir können gar nicht deutlich genug darauf hinweisen, wie empfindlich das Gefüge eines therapeutischen Teams in der Substitution sein kann, wenn sehr unterschiedliche therapeutische Haltungen innerhalb des Teams aufeinandertreffen. An zu hohen Ansprüchen (gegenüber den Patienten, aber auch gegenüber den Kotherapeuten) kann ein Team zerbrechen. Nur durch die stete Vergegenwärtigung unterschiedlicher Strömungen in einem Team kann eine gemeinsame Arbeitshaltung geschaffen werden, aus der sich die für die Diaphinsubstitution unerlässliche Beständigkeit des Teams gegenüber unsicheren, ängstlichen, aggressiven, klammernden, hilflosen, hilflos-machenden oder an sich und anderen zu anspruchsvollen Patienten ergibt.

Als hilfreich hat es sich bewährt, regelmäßig – zum Beispiel im Rahmen von Teambesprechungen oder Supervisionen – Erfolgsbilanzen aufzustellen. Hierzu zählen nicht nur erfolgreich und anhaltend drogenabstinente Patienten. Auch die Erhaltung des Status quo stellt einen erheblichen Erfolg dar. Führt man sich die verheerende Prognose Schwerstabhängiger in der Straßenheroinszene vor Augen, so wird deutlich, dass jeder dauerhaft substituierte und erfolgreich in eine stetige Behandlung eingebundene Patient ein »Erfolgerlebnis« darstellt. Jeder Überlebende zählt.

## Aufstellung: Wer macht mit?

Die bislang bestehenden Substitutionsambulanzen in Deutschland weisen ein uneinheitliches Personalmodell auf. Exemplarisch aufgeführt ist der Stellenschlüssel der Ambulanz in Hannover.

**Ärztliches Personal:**
**3 Mitarbeiter:**
**Oberarzt (Facharzt Psychiatrie und Psychotherapie)**
**Assistenzarzt (Weiterbildung Psychiatrie und Psychotherapie)**
**Assistenzarzt (Weiterbildung Psychiatrie und Psychotherapie)**
**Pflegepersonal:**
**Krankenschwestern/-pfleger, Arzthelferinnen, MTA**
**6 Mitarbeiter**
**4 Mitarbeiter mit jeweils einer fj Stelle (3 Planstellen)**
**2 Mitarbeiter mit jeweils fh Stelle (2 Planstellen)**
**Sonstige:**
**Areamanager**
**2 Mitarbeiter mit jeweils fj Stelle (1,5 Planstellen)**
**Verwaltung**
**1 Mitarbeiter mit fh Stelle**

## Teamsupervision

Wir empfehlen Teamsupervisionen im Abstand von vier bis sechs Wochen durch einen erfahrenen externen Supervisor. Wichtige Themen für Teamsupervisionen können sein:

- *Zielsetzung:* Welche Ziele bei der Patientenbehandlung verbinden uns – welche trennen uns? Besondere Berücksichtigung sollte hierbei die Langzeitperspektive erhalten, also die Frage, zu welchem individuellen Ziel die Behandlung einzelner Patienten nach fünf oder zehn Jahren führen kann.

- *Regeln und Regelverstöße:* Wie gehen wir damit um, wenn Behandlungsregeln in der Ambulanz durch Patienten gebrochen werden? Welche Möglichkeit zur Sanktionierung oder Bestrafung haben wir? Was können wir tun, um Patienten vor einem drohenden Behandlungsausschluss zu schützen?
- *Medikament oder Droge:* In welchem Maße sind wir bereit, intoxikierte Zustände bei Patienten zu dulden? Können wir es aushalten, wenn manche Patienten die Diaphinvergabe als Möglichkeit zur Berauschung betrachten, während andere lediglich Entzugssymptome kupieren möchten. Wie gehen wir mit dem Wunsch nach immer höheren Dosierungen um? Welches Maß an Beikonsum sind wir bereit zu tolerieren?

Regelmäßig sollten Fallsupervisionen durchgeführt werden. Diese sind von besonderer Wichtigkeit, um Patienten, denen aufgrund ihrer Unangepasstheit ein Ausschluss aus der Behandlung droht, möglichst hiervor zu schützen. (Siehe auch Kapitel XX: Der Omega-Patient). Anregungen für Fallsupervisionen:

- *Drogenkarussell:* Ein Mitarbeiter verkörpert den Patienten, der im Mittelpunkt der Fallsupervision steht. Er stellt sich frei im Raum auf. Andere Mitarbeiter nehmen die Rolle verschiedener Drogen ein und positionieren sich verhältnismäßig zum Supervisionspatienten. Ergründen Sie, welche Rolle einzelne Wirkstoffe spielen – sind sie anregend, stützend, isolierend, dämpfend, lähmend? Verstellen sie die Sicht auf den Patienten oder lenken sie die Sicht des Behandlers auf bestimmte Eigenschaften von ihm?
- *Behandlungsvertrag*: Es kann hilfreich sein, in Fallsupervisionen Rahmenbedingungen individueller Behandlungsverträge zu erarbeiten, die auch bei schwer integrierbaren Patienten ein Weiterarbeiten ermöglichen. Nach unserer Erfahrung reagieren viele Patienten überraschend positiv, nach vorangegan-

genen Streitigkeiten mit dem Team sich auf ein Vertragsstück beziehen zu können, das ihnen im Krisenfall Sicherheit gibt.

## Fürsorge: Heroin auf Krankenschein

### Ambulanz als sicherer Ort

→ **Anregung** Welche Orte empfinden Sie als sicher? Den Platz auf dem Sofa unter der Leselampe, das eigene Bett, den Fahrersitz des eigenen Autos, am Frühstückstisch, unter der heißen Dusche?
Überlegen Sie, welche Bedeutung diese Rückzugsorte für Sie haben. Wie wäre es wohl, eine Weile im Gefängnis, in der psychiatrischen Klinik, im Männerwohnheim, auf der Straße zu leben?

Zu den wesentlichen Wirkmechanismen der Heroingestützten Behandlung gehört die Tagesstrukturierung in einem therapeutischen, angenehmen und unterstützenden und möglichst szenefernen Milieu.
Für viele Patienten – besonders zu Beginn der Behandlung – ist die Heroinambulanz zunächst der einzige verfügbare sichere Ort. Wer keine eigene Wohnung hat oder in einer komplizierten Wohngemeinschaft oder -gruppe lebt, wer längere Zeit in Haft war oder auf wiederholte stationär-psychiatrische Behandlungen zurückblickt, weiß einen konfliktarmen, sauberen und gemütlichen Rückzugsraum zu schätzen.

### Aufenthaltsraum, Telefon, Fahrkarten und Internet

Arztpraxis oder Polikliniken halten Warteräume bzw. Wartezonen vor, in denen Patienten weitaus längere Zeit als in den eigentlichen Untersuchungsräumen der betreffenden Ärzte ver-

bringen. In diesen Einrichtungen der Patientenbehandlung ist ein möglichst reibungsloser Ablauf, eine zügige Behandlung vieler Patienten in kurzer Zeit anzustreben.
In der Substitutionsambulanz der Heroingestützten Behandlung liegt der Schwerpunkt zwar auf der Vergabe des Diaphins, jedoch greift der therapeutische Ansatz erheblich weiter.
Betrachten wir die Tagesabläufe von Patienten in der Substitution, so wird ersichtlich, dass die dreimal tägliche Vergabe in höchstem Maße tagesstrukturierend ist. So nimmt zum Beispiel eine einzelne Applikation von 20 Minuten mit jeweils 20-minütiger An- und Abfahrt bereits etwa eine Stunde in Anspruch; drei Applikationen können somit schon mit drei bis vier Stunden zu Buche schlagen – die Dauer einer Halbtagsstelle. Dies ist natürlich dem therapeutischen Prozess zuträglich; die möglichst lange Bindung eines Patienten an die Ambulanz, nach Möglichkeit in geselliger Form (Gespräche und Plaudereien, gemeinsames Kaffeetrinken, Tischtennisspielen und Zeitunglesen) ist ein wichtiger Teil des Therapieprozesses.

## Tagesstrukturierung

**ABBILDUNG 7** **Vergabezeiten in unserer Ambulanz**

TAGESSTRUKTURIERUNG

| | | |
|---|---|---|
| 8:45–10:30 | 13:00–13:30 | 16:45–18:45 |

Insofern gleicht die Aufenthaltsdauer in der Substitutionsambulanz vielmehr der einer Tagesklinik als der einer gewöhnlichen Arztpraxis oder einer Methadonausgabestelle.
Dies begründet die Notwendigkeit, eine angenehme, einladende und würdigende Atmosphäre in der Ambulanz zu schaffen. Wir erreichen dies über

- eine behagliche Einrichtung der Ambulanzräume mit ausreichenden, bequemen Sitzgelegenheiten, Bildern und Postern an den Wänden, zahlreichen Pflanzen, Radio, Erinnerungsstücken
- einer von den Patienten selbst verwalteten Leihbücherei
- die Möglichkeit, kostenlos ein Getränk zu sich zu nehmen (gekühltes Leitungswasser, Tee, Kaffee)
- kostenlosen Zugang zu Telefon und Internet (für wichtige Anliegen)

→ **Anregung** Stellen Sie sich vor, Sie betreten eine Arztpraxis. Die Räumlichkeiten sind eng und überfüllt, der Geruch zahlreicher Menschen liegt in der Luft. Gespräche müssen in großer Lautstärke geführt werden. Das Praxispersonal hat große Mühe, mit dem Andrang der Patienten zurechtzukommen.
Welchen Eindruck haben Sie von dem in der Praxis arbeitenden Arzt, ohne ihn überhaupt gesehen zu haben?

Übersieht man den typischen Gesamtzusammenhang der Zeitstrukturierung bei der Heroingestützten Behandlung, so wird ohne Weiteres deutlich, dass die zeitliche Strukturierung des Alltags der Patienten doch erheblich ist, da ein wesentlicher Rhythmusgeber der Tagesstruktur durch die drei Applikationszeitpunkte sowie die dadurch bedingten An- und Abfahrtszeiten gegeben ist.

## Fahrkarten

Eines der häufigsten Delikte, die zur Inhaftierung von Patienten der Heroingestützten führen, ist das Schwarzfahren. Selbst einmaliges Schwarzfahren bzw. das »Erschleichen von Leistungen« wird heutzutage von vielen Verkehrsbetrieben schon zur Strafanzeige gebracht. Trifft dies mittellose, vorbestrafte Patienten, so führt dies in nicht wenigen Fällen zu empfindlichen Geld- bzw. Haftstrafen. Inhaftierungen, die eine fortlaufende Heroingestützte Behandlung unmöglich machen und sozio- und milieutherapeutische Langzeiteffekte der Behandlung rückgängig machen können, gilt es möglichst zu verhindern. Hierzu hat es sich in der täglichen Praxis als äußerst hilfreich erwiesen, in Zusammenarbeit mit Verkehrsbetrieben und Sozialamt den Patienten vergünstigte Monatsfahrkarten zur Verfügung zu stellen. Auch wenn diese in Einzelfällen von Patienten weiterverkauft, verliehen oder verloren werden, kann die »Normalität« einer ganz gewöhnlichen Monatskarte einen wichtigen Schritt zur Re-Legalisierung der Tagesabläufe und zum Abschluss an die Gesellschaft dar.

## Umprägung: Gegenwirklichkeit zu Herkunftsverhältnissen

Es ist aus wissenschaftliche Studien bekannt, dass die Sozialisation von Opiatabhängigen in Kindheit und Jugend von einer Reihe von Faktoren geprägt wurde, die später typischerweise zur Ausbildung von zum Teil erheblichen Beeinträchtigungen der Persönlichkeitsentwicklung, der Lebensführung und ausgeprägten psychischen Störungen führen. Zu diesen typischen Merkmalen der frühen Sozialisation Opiatabhängiger zählen unter anderem:

**Allgemeine Bedingungen:**

- Vernachlässigung
- Heimkindheit
- Innerfamiliäre Gewalt
- Eltern mit Suchtproblemen
- Sexueller Missbrauch

**Zwischenmenschliche Bedingungen:**

- Fehlende Empathie
- Diskontinuierliches Bezugspersonenmilieu
- Willkür
- Unberechenbarkeit
- Ungerechtigkeit
- Fehlende bedürfnisgerechte Hilfestellung

Angesichts der tief gehenden psychischen Schäden, die aus einem von solchen Faktoren bestimmten Sozialisierungsmilieu resultieren, ist es kaum verwunderlich, dass die meisten dieser Menschen unter erheblichen Deformierungen ihrer Persönlichkeitsentwicklung und unter Angst, Depressionen, unfreiwilligen Rückerinnerungen (Flashbacks), psychischer Instabilität, Albträumen, Schlafstörungen und anderem leiden.

Besonders gravierend wirken sich die resultierenden Beziehungsstörungen aus. So finden wir bei den meisten Betroffenen eine sehr eingeschränkte Fähigkeit, tiefer gehende und längerfristige zwischenmenschliche Beziehungen einzugehen, sich auf Nähe und Liebe einzulassen –, die häufig nicht erlebt, enttäuscht und missbraucht wurde.

Aufgrund der zumeist schon zu Beginn der Sozialisierung schwierigen und über lange Jahre kontinuierlich prägenden Umstände ist an eine ursächliche Behandlung der psychischen Problematik zunächst nicht wirklich zu denken. Vielmehr kann der Patient zunächst nur da abgeholt werden, wo er mit seinen ganzen Problemen hingekommen ist bzw. aktuell steht. Dies kann mit einem passenden Behandlungsangebot erreicht werden.

Aus den Erfahrungen der Heroingestützten Behandlung ergibt sich, dass diese Behandlungsform über ihre Tagesstrukturierung und das quasi-stationäre (besser: semi-stationäre) Setting mit den mehrfach am Tag sich vollziehenden Kontaktzeiten (30–70 Min. insgesamt) ein nicht zu unterschätzender Einwirkungsfaktor ist. Wahrscheinlich ist diese stetig sich wiederholende Situation sogar die stärkste und beständigste einwirkende Bedingung im Leben der Patienten. Es kann diesbezüglich sicher von einer »Milieuwirkung« auf die Patienten gesprochen werden.

**ABBILDUNG 8** **Schematische Darstellung von Merkmalen des »Teufelskreis-Systems« der Heroinabhängigkeit.**

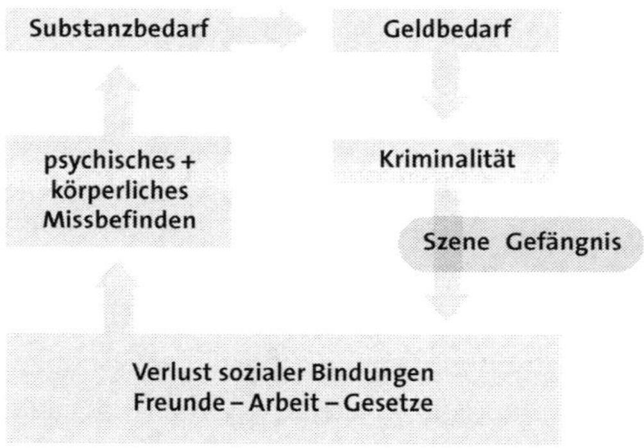
Substanzbedarf
Geldbedarf
psychisches + körperliches Missbefinden
Kriminalität
Szene Gefängnis
Verlust sozialer Bindungen
Freunde – Arbeit – Gesetze

Betrachtet man das Milieu, welches diese Behandlung zur Verfügung stellen sollte bzw. stellt, so sind aus unserer Sicht folgende Faktoren als besonders bedeutsam zu betrachten:

- Eine menschliche, zuverlässige Grundsituation
- Die Kontinuität des Behandlungsmilieus
- Die Transparenz der Behandlungsführung
- Die Vermeidung von Willkür
- Ein empathiegetragener Umgang
- Das Anstreben von Gerechtigkeit
- Die Fähigkeit zur Selbstkritik aufseiten des Behandlungsteams
- Die konsequente Reflexion eigenen Handelns
- Eine professionelle externe Supervision

- Die Fähigkeit, auch schwierige Patienten »federnd« zu ertragen

Nimmt man diese Elemente der Behandlung zusammen, so ist erkennbar, dass es sich bei dem Gesamtbild quasi um ein Gegenbild zu dem von den meisten Patienten erlebten Sozialisierungsmilieu handelt. Es ist bemerkenswert, dass eine solche Sicht nicht etwa bei Beginn des Projekts an gezielt angestrebt wurde, sondern etwas ist, das wir erst mit Verzögerung erkannt haben. Es ist für uns in den ersten Jahren nicht abschätzbar gewesen, wie sehr diese Milieuwirkung zum Tragen kommt. Doch ist es naturgemäß so, dass eine kontinuierliche und sich dreimal am Tag wiederholende Einwirkung über Jahre hinweg auch zu Veränderungen des Empfindens von Würde und eigenem Wert, der Ansprüche an das Als-Mensch-behandelt-Werden führt. Diese Bedingungen des täglich erfahrenen Milieus geben diesen Menschen einen Teil ihrer Würde zurück und prägen sie neu.

**ABBILDUNG 9** **Schematische Darstellung der Merkmale des Behandlungs-Systems der Heroingestützten Behandlung.**

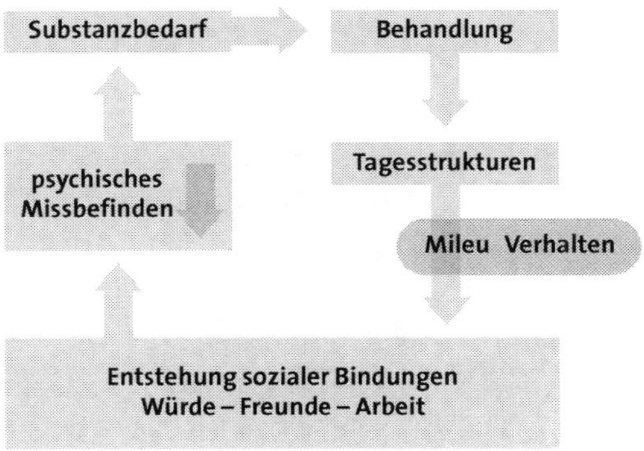

Die Kontinuität und Stetigkeit der Bedingungen des semi-stationären Settings mit Kontaktzeiten von 30–70 Min. pro Tag (plus Anfahrts- und Abfahrtszeiten) führt fraglos zu einer Veränderung des Selbsterlebens und des Verhaltens. Ist das Milieu der Behandlungseinrichtung geprägt von Akzeptanz, Klarheit und Würdigung (wie auch den weiteren oben genannten Bedingungen bzw. Haltungen) so wird es den Patienten ermöglicht, über eine kontinuierliche Neuerfahrung vieles an Erleben und Verhalten umzulernen, mit Problemen anders umzugehen und sich wieder als wertvolles Mitglied einer Gemeinschaft wahrzunehmen.
Was wir aus den Haltungsveränderungen unserer Patienten lernten, ist etwas Zentrales, insbesondere für Menschen, die fast immer aus entwürdigenden Bedingungen kommen: Kein Mensch will ohne Würde leben, und wenn man ihm eine würdevolle Bedingung und Begegnung anbietet, so wird er wieder an Würde gewinnen und sie auch verinnerlichen. All dies entfernt, ja entfremdet ihn positiv von dem pathologischen und beziehungsarmen Milieu der Drogenszene.

## Bezugspflege

In der Therapie auf psychiatrischen Stationen hat man schon vor langer Zeit an vielen Kliniken ein sogenanntes Bezugspflegesystem eingeführt. Dies hat zum Inhalt, dass jedem Patienten auf der Station ein bestimmtes Mitglied des Pflegeteams (und ein Vertreter) zugeordnet wird, der sich verbindlich für diesen Patienten zuständig fühlt. Der Patient kann sich mit seinen Anliegen, Beschwerden, aber auch bei besonderem Bedarf anderer Art an diesen Pfleger wenden. Dieser wird sich dann zuständig fühlen, diese Anliegen gegebenenfalls auch an das Team zu

kommunizieren und den Patienten in der Wahrnehmung und Realisierung seiner Bedürfnisse zu unterstützen. Außerdem kann dem Patienten grundsätzlich eine solch verbindliche Beziehung unterstützend und als positive Neuerfahrung hilfreich sein, insbesondere dann, wenn seine Situation von Problemen, Unsicherheiten und Hilflosigkeit durchsetzt ist. Dies ist bei den meisten der schwer opiatabhängigen Patienten der Fall.
Um einzelne Patienten gezielter während der Behandlung unterstützen zu können, experimentierten wir zeitweilig mit einem Bezugspflegesystem. Schnell wurde klar, dass eine solche gezielte Zuwendung zu Überschneidungen mit dem Bereich der Sozialarbeit führen kann, wenn nicht muss. Das war zunächst zu entzerren. Man einigte sich letztlich dahingehend, dass alles, was Verabredungen, Anrufe und ausführlichere Gespräche (mehr als 5 – 10 min/Woche) angeht, bei der Sozialarbeit verbleibt und in erster Linie die ständigen Kurzkontakte im Rahmen des Vergabeablaufs für kurze Kontaktnahmen und Nachfragen (von Patienten und Mitarbeitern) genutzt werden sollten. Die Gesamtsituation einer Einrichtung zur Heroingestützten Behandlung mit gewöhnlich mehr als 50 Patienten macht es jedoch – trotz der langfristigen Kontinuität – so mussten wir feststellen, praktisch unmöglich, jedem Patienten eine solche Art von Bezugspflege zukommen zu lassen. Auch ist es so, dass einige Patienten solch einem Vorgehen durch Ängste und Vorbehalte ablehnend gegenüberstehen. Jedoch hat sich gezeigt, dass eine solche Vorgehensweise in einer Reihe von Fällen, sagen wir fünf bis zehn von fünfzig, durchaus Sinn machen kann und bei einzelnen Patienten zu vorher nicht erreichbar scheinenden positiven Veränderungen führen kann. Das Ganze sollte natürlich in einer an den individuellen Fall angepassten Form geschehen. Zu orientieren ist auf Beziehungskontinuität und einem nicht-erzwingenden, anbietenden, nicht mit therapeutischen Zielen gespickten, sondern kontinuierlich

zugewandten Umgang. In einer solchen Weise angewandt erscheint aus unserer Erfahrung die Arbeit mit einem Bezugspflegesystem – in einer begrenzten Zahl von Fällen – durchaus anwendbar und sinnvoll.

# 5 Das Regelwerk

## Regeln in der Substitution

### Grundregel

Zentral für den Umgang miteinander sollte eine gegenseitige Wertschätzung sein: Wertschätzung den Patienten gegenüber, die sich einem anspruchsvollen Regelsystem unterwerfen und aktiv mit ihrer Suchterkrankung umgehen. Wertschätzung den Therapeuten gegenüber, die den Patienten vorurteilsfrei und empathisch begegnen.

### Einlass

Der Eingangsbereich wird durch den *Area-Manager* verwaltet. Der Zugang zur Ambulanz ist während der Vergabezeiten ausschließlich Mitarbeitern und Patienten vorbehalten – auch zum Schutz der Patientenidentität. Der Einlass in die Ambulanzräume erfolgt durch eine videoüberwachte Schleuse, die gewährleistet, dass keine Unbefugten die Ambulanz betreten.
Eine weitere Schleuse regelt den Zugang zum Applikationsraum. Idealerweise wird durch das Aufsichtspersonal im Applikationsraum durch Klingelzeichen signalisiert, wenn ein Platz für einen neuen Patienten frei wird.

## Applikation

### Was darf in den Applikationsraum mitgenommen werden?

Nach unserer Erfahrung stellt es kein Problem dar, wenn Kleidungsstücke und Taschen in den Applikationsraum mitgenommen werden. Bei engen räumlichen Verhältnissen und einer großen Patientenzahl empfiehlt sich die Einrichtung einer Garderobe im Eingangsbereich unter Aufsicht des Area-Managers.
Das Einnehmen von Speisen und Getränken im Applikationsraum sollte – nicht nur aus hygienischen Gründen – unterbleiben. Das Herumhantieren mit Butterbrotpapieren und Getränkebechern kann die Übersicht des aufsichthabenden Personals einschränken und unnötige Verdachtsmomente erzeugen.

### Wie sollte der Applikationsraum beschaffen sein?

Für eine angenehme und möglichst ungestörte Applikation sollte darauf geachtet werden, die Anzahl der Personen im Applikationsraum zu begrenzen. Neben einem Mitglied des therapeutischen Teams, das die Vergabe begleitet, sollten nicht mehr als vier bis fünf Patienten gleichzeitig im Raum sein.
Privatsphäre ist wichtig. Deswegen hat jeder Patient einen kleinen Tisch für sich. Zur besseren Injektion z. B. in Halsgefäße stehen Spiegel zur Verfügung. Während der Injektion in die Leiste legen manche Patienten großen Wert auf Wahrung ihrer Intimsphäre, deshalb wird ein Sichtschutz, etwa eine Stellwand, bereitgehalten. Andere zeigen ihren Körper gern und werden zur Nutzung der Stellwand angehalten.
Der persönliche Bedarf der Patienten (Desinfektionsspray, Cremes, Tupfer) wird in individuellen Schalen an einem festen

Ort im Applikationsraum aufbewahrt. Darüber hinaus stehen Garderoben und Regale zur Aufbewahrung von Taschen zur Verfügung.

## Wie lange wird appliziert?

Wir empfehlen, den Aufenthalt der Patienten in den Applikationsräumen auf jeweils 15 Minuten zu begrenzen, eine Zeit, die ausreicht, um das Diaphin durch die Durchreiche entgegenzunehmen, ruhig zu applizieren und einen Moment zu verweilen. Ein längerer Aufenthalt vor oder nach der Applikation in den Aufenthaltsräumen der Ambulanz, etwa zum Plaudern, Kaffeetrinken oder dem gemeinsamen Spielen ist durchaus wünschenswert.

## Formen der Applikation

**Grundsätzliches:** Durch die Richtlinien der Bundesopiumstelle wird keine spezielle Applikationsform des Diaphins vorgeschrieben. Periphere venöse Applikationen als risikoarmer Regelfall sind hiernach vorzuziehen; bei medizinischer Notwendigkeit kann jedoch auf jede andere unten aufgeführte Applikationsform ausgewichen werden. Die Form der Applikation wird ausschließlich durch den behandelnden Arzt bestimmt. Eine klare Entscheidung, die den Patienten gegenüber selbstbewusst und wertschätzend vertreten wird, kann Schutz und Halt geben.

**Desinfektion:** Ausreichende Desinfektion ist nicht immer eine Selbstverständlichkeit, auch nicht bei tendenziell risikoreicheren Applikationsformen (intramuskulär, zentralvenös). Tatsächlich beobachten wir auch den Wunsch der Patienten, durch nur sparsame Desinfektion dem Träger der Einrichtung Ressourcen und Kosten zu sparen. Diesen Sorgen ist einfühlend zu begegnen. Zur besseren Pflege von Einstichstellen wird den Patienten neben ausreichend Desinfektionsmitteln Panthenol- und Heparinsalbe zur Verfügung gestellt. Vorsicht: Auch fehlende Desinfektion und unsauberes Applizieren kann eine Variante Selbstverletztenden Verhaltens darstellen.

**Rituale:** Häufig beobachten wir eine beinahe rituell anmutende Handhabung des Injektionsbestecks: Wiederholte Aspiration von Venenblut, um auch letzte Reste des Diaphins aus der Spritze zu waschen; die orale Aufnahme von Tröpfchenresten aus der Spritze vor Abwurf des Bestecks. Diese Angewohnheiten sollten – sofern sie nicht mit medizinischem Risiko einhergehen – als persönliche Note des Umgangs mit der Drogenabhängigkeit und der Individualität nach Möglichkeit toleriert werden.

→ **Periphere venöse Applikation** (Hautvenen der Extremitäten): Diese stellt den Normalfall dar. Besondere Schwierigkeiten ergeben sich aus dem häufig desolaten Venenstatus chronisch Heroinabhängiger. Auch in vermeintlich schweren Fällen lohnt es sich, gemeinsam mit dem Arzt auf »Venensuche« zu gehen.

Szeneübliche Varianten der Injektionstechnik können weiterhin die komplikationslose Injektion erschweren. So kann es besonders bei dünnen Gefäßen riskant sein und zum paravenösen Injektionen führen, den Stauschlauch erst nach dem »Druck« zu öffnen, um eine maximale Boluswirkung der Substanz zu erzielen. Dieses Verhalten ist zu untersagen. Auch der Gebrauch eines Stauschlauchs ist nicht immer eine Selbstverständlichkeit.

→ **Zentralvenöse Applikation** (Leistenvenen, V. jugularis externa): Ein ebenfalls erheblicher Anteil unserer Patienten ist auf eine zentralvenöse Injektion angewiesen. Diese erfolgt meist in die Leistenvenen, in Ausnahmefällen auch in die Halsgefäße.

Als Grundregel haben wir mit unseren Patienten verabredet, dass eine Abweichen zu risikoreicheren Applikationsformen während der Behandlung nicht erwünscht ist. Appliziert ein Patient bereits vor Beginn der Behandlung Straßenheroin in die Vv. jugulares, so kann er dies in der Ambulanz fortsetzen. Ein Umsteigen von peripher venöser Applikation zu zentralvenöser Applikation (etwa aus Gründen der verstärkten Boluswirkung) wird jedoch nicht toleriert.

Grundsätzlich ist auf sorgfältige Desinfektion und regelmäßiges Abwechseln der Injektionsstelle (etwa von der linken Leiste auf die rechte) zu achten, zudem auf konsiliarische Zusammenarbeit mit einem Gefäßspezialisten. Sollte es bei langjährigen inguinalen Injektionen zu Komplikationen kommen – zum Beispiel versehentliches Spritzen in Arterien, Abflussstörungen der Beinen –, so ist eine weiterführende angiologische Diagnostik für eine Fortsetzung dieser Applikationsform absolut unerlässlich.

→ **Sonderfall akzidentelle intraarterielle Injektion:** Ein nicht vollkommen ungewöhnlicher Sonderfall ist die versehentliche intravenöse Injektion von Heroin. Insbesondere bei chronischer Applikation in die Leistengefäße ist das Risiko hierfür besonders groß. Die Leitsymptome sind:

- plötzlich einsetzende Missempfindungen, häufig auch Schmerzen distal der Injektionsstelle
- Hautrötung und –schwellung
- Mitunter Muskelschwäche der betroffenen Seite

Die versehentliche intraarterielle Injektion hat in unserer jahrelangen Praxis bislang zu keinen ernsthaften Komplikationen geführt (Passie et al. 2005). Der betroffene Patient verbleibt in diesen Fällen mindestens 45 Minuten unter ärztlicher Aufsicht in der Ambulanz. Bei klinischen Anzeichen einer progredienten Durchblutungsstörung (Temperaturminderung, fehlende Fußpulse, fortschreitende Blässe) ist eine sofortige Krankenhauseinweisung unerlässlich.

- → **Subkutane Injektion:** Diese Form der Applikation stellt eine schmerz- und risikoarme Alternative dar. Sie ist – ähnlich wie die Injektion von Insulin – am besten in der Bauchhaut durchführbar. Die Nachteile liegen in der schlechteren Steuerbarkeit der Dosis: Gerade bei schlanken Patienten und größeren Stoffmengen kommt es zum Entweichen eines Dosisanteils durch den Stichkanal. Davon abgesehen ist eine ähnliche Depotwirkung wie bei der intramuskulären Injektion zu beobachten. Diese Applikationsform ist für adipöse Patienten gut geeignet und sollte in diesem Fällen mit einer möglichst langen Nadel durchgeführt werden.
- → **Intramuskuläre Injektion:** Die intramuskuläre Injektion stellt nach unserer Erfahrung eine empfehlenswerte Variante zum intravenösen Diaphingebrauch dar. Die Vorzüge liegen insbesondere in der Depotwirkung. Durch die annähernd konstante Freisetzung von Diaphin aus dem Muskel kommt es zu einem weitgehend konstanten Serumspiegel – die beste Prophylaxe vor Entzugssymptomen. Besonders während des langen Nachtintervalls und in den Morgenstunden vor der Frühvergabe ist eine deutliche Zustandsverbesserung gegenüber der herkömmlichen venösen Gabe zu beobachten. Zugleich können aufgrund der fehlenden Dosispeaks höhere Dosierungen gewählt werden. Hierdurch wird häufig der Beigebrauch von Straßenheroin und Benzodiazepinen stark eingeschränkt.
  Die Nachteile der intramuskulären Injektion liegen zunächst in der geringen Akzeptanz aufseiten der Patienten: »Dann merke ich ja gar nichts mehr.« Tatsächlich ist der rasch eintretende sedierende Effekt des Diaphins nach einer i. m.-Gabe vermindert, setzt aber nach etwa 15–20 Minuten in etwas schwächerer Ausprägung ein, hält dafür aber etwas länger an. Gerade in der Phase nach Umstellung auf die intramuskuläre Anwendung sollten Patienten daher 30 Minuten nach Applikation in der Ambulanz unter ärztlicher Aufsicht verbleiben.

Weiterhin ist eine besonders gründliche Desinfektion der Einstichstelle notwendig, um Abszessen vorzubeugen. Nach unserer Erfahrung ist die Injektion in die laterale Oberschenkelmuskulatur auf halber Strecke zwischen Trochanter major und Condylus lateralis risikoarm und auch für unerfahrene Patienten schnell zu erlernen.

## Die Vergabezeiten

Die Diaphinapplikation sollte bis zu drei Mal täglich erfolgen. Erfahrungsgemäß macht nur ein Teil der Patienten von der Möglichkeit einer Mittagsvergabe Gebrauch, sondern beschränkt sich auf morgendliche und abendliche Applikationen. Besonders bei neuen Patienten ist jedoch konsequent darauf zu achten, dass für mindestens ein Quartal alle Vergabetermine genutzt werden, um eine weitgehende Unabhängigkeit von Straßenheroin zu erzielen. Die reguläre Vergabe beginnt morgens um neun Uhr. Einzelne Patienten, die aufgrund ihrer Berufstätigkeit eine frühere Applikation benötigen, können nach Absprache und Vorlage entsprechender Bescheinungen auch früher applizieren.
Die letzte Vergabe endet um 18:45 Uhr. Das freie Intervall zwischen Abend- und Morgenvergabe beträgt somit etwa 16 Stunden. Es sollte darauf geachtet werden, dass Patienten, die morgens sehr früh applizieren, auch den frühestmöglichen Abendtermin wahrnehmen. Besonders während der Nacht stellen sich bei vielen Patienten Entzugssymptome ein. Sollten diese zu einem starken Beikonsum, z.B. von Straßenheroin oder Benzodiazepinen, führen, kann eine besonders hohe Abenddosierung sinnvoll sein, die zur besseren Verträglichkeit in geteilten Dosierungen mit 15-minütigem Abstand gegeben wird. Auch die intramuskuläre Applikation stellt aufgrund der retardierten Freisetzung des Diaphins aus dem Muskel eine sichere und verträgliche Alternative dar.

## Die Reihenfolge: Wer darf zuerst?

Insbesondere morgens kann durch Entzugssymptome der Patienten eine unruhige, gereizte Stimmung begünstigt werden. Die Frage, wer bei gleichzeitigem Eintreffen den Applikationsraum zuerst betreten darf, kann hierbei zu Konflikten führen.

Um eine ausreichende Zahl an freien Applikationsplätzen sicherzustellen, ist klare Zuordnung der Patienten in einzelne Gruppen besonders bei einer hohen Zahl Substituierter von großer Wichtigkeit. Demnach treffen Gruppen von je vier bis fünf Patienten zu festen Terminen im Abstand von 15 Minuten in der Ambulanz ein.

## Nach der Applikation

Im Applikationsraum kommen viele sehr unterschiedliche Menschen innerhalb von kurzer Zeit zusammen. Um ein reibungsloses Miteinander zu gewährleisten, sollte von allen Seiten darauf geachtet werden, den Applikationsraum ansprechend und sauber zu halten. In unserer Ambulanz sind die Patienten selbst für die Reinigung und Desinfektion ihres Tisches verantwortlich, den sie gepflegt dem Nachfolger hinterlassen.

Aufgrund der häufig engen Zeitfenster in der Substitutionsambulanz sollte darauf geachtet werden, dass Patienten nach erfolgter Applikation die regulären Zeiten nicht überschreiten.

Besonderes Augenmerk sollte darauf gerichtet werden, dass kein Diaphin aus der Ambulanz mit herausgenommen wird. Daher sollten Kanülen und Kanülenkappen sowie mit Namensschildern gekennzeichnete Spritzen unter Aufsicht getrennt in Abwurfbehälter entsorgt werden. Gelegentliches Nachzählen der Spritzen im Behälter kann die Disziplin zum regelrechten Abwurf hierbei stärken. Ebenfalls ist darauf zu achten, dass keine

anderen Materialien (Pflaster, Tupfer, Papierhandtücher) aus den Ambulanzräumen herausgenommen werden.
Den Patienten ist hierbei nicht mit grundsätzlichem Misstrauen zu begegnen; allerdings sollte die Kreativität und Entschlossenheit Einzelner keineswegs unterschätzt werden. Zu den besonders einfallsreichen Methoden zählen hierbei:

- Injektion in die Kanülenschutzkappe, Verschluss mit der passenden Kanüle
- Auffangen im Zigarettenfilter
- Auffangbehälter (Flachmann) mit Pflaster an den Oberschenkel geklebt und bei der inguinalen Injektion befüllt
- Auffangen der Injektion in einen Tupfer, der in der Hosentasche als vermeintlicher Abfall mitgenommen wird

→ **Wichtig: Jeder »weggewischte« Diaphinrest kann ohne Mühe ausgekocht werden, um den Wirkstoff zu extrahieren, wie dies auf der Szene z.B. mit nach dem Druck weggeworfenen Zigarettenfiltern üblich ist.**

## Nähe und Distanz

Nicht wenige Auseinandersetzungen drehten sich zu Beginn dieser neuartigen Behandlungsmethode um die Grenzen von Nähe und Distanz, wie sie ja in jeder psychiatrischen Behandlung erforderlich und zu definieren sind. Nachdem wir zu den Patienten zunehmend Vertrauen gefasst hatten, empfanden die meisten Mitarbeiter, auch verstärkt durch die Modalitäten damaligen der Medikamentenstudie, dass wir »in einem Boot mit den Patienten« (damals ja »Studienteilnehmer«) sitzen würden und die Behandlungsmodalitäten so günstig wie möglich für beide Seiten zu gestalten hätten. Durch die während der Zeit der Medikamentenstudie miteinander durchgestandenen

Probleme und nicht zuletzt die »Finanzierungs-Zitterpartien«, die uns alle über Jahre erheblich belasteten, kam es zu einem recht nahen Zusammenrücken mit den Patienten. Letztlich entwickelte sich darüber ein gemeinsames Zusammenwirken, welches man als quasi-solidarisch oder auch als Prinzip der therapeutischen Gemeinschaft bezeichnen könnte, in welcher alle etwas zum Gelingen der angestrebten Ziele beizutragen haben. Grundsätzlich lässt sich mit einer solchen Art und Weise gut und unkompliziert arbeiten, obgleich durch die besondere Nähe und Rücksichtnahme manchmal auch Entscheidungsfindungsprozesse komplizierter werden, mehr Diskussion, Verständigungsbedarf, Zeit und Mühe erfordern. Doch zahlt sich dies in der längerfristigen Perspektive für alle Beteiligten aus, nicht selten als Zunahme des therapeutischen Erfolgs.

### »Du« oder »Sie«

In Bezug auf das Ansprechen der Patienten mit »Du« oder »Sie« ergab und bewährte sich das folgende Vorgehen. Dem Pflegepersonal, den Area-Managern und den Sozialarbeitern war es praktisch freigestellt, in welcher Weise sie sich ansprechen lassen bzw. die Patienten ansprechen. Die meisten aus diesen Berufsgruppen etablierten für sich das »Du«, während die Ärzte/Ärztinnen mit »Sie« ansprechen bzw. anzusprechen waren. Von Letzterem machten wir keine Ausnahmen.

## Der problematische Patient

Nicht zufällig befassen wir uns mit Problemfällen, die immer wieder Anlass zu Versuchen der »Patienten-Erziehung« geben können. Diese Fälle können nämlich auch vielleicht zunächst

zurückgehaltenen (durch Gegenübertragung entstandenen) Gefühlen und Reaktionstendenzen Raum geben bzw. Anlass bieten, diese »auszuleben«.
Immer wieder kommt es vor, dass Patienten in einer Weise bzw. einem Ausmaß körperlich und kognitiv durch die Intoxikation beeinträchtigt sind wie es durch die Applikation von Diaphin alleine nicht zustande kommt. Diese »Mischintoxikationen« stellen für den Patienten (und damit auch für den die Diaphin-Applikation verantwortenden Arzt) eine potenzielle und nicht unerhebliche Gefahr dar. Von daher gibt es immer wieder Konfliktfälle, in denen erwogen werden muss, ob ein Patient zu dem betreffenden Zeitpunkt überhaupt eine Applikation erhält oder nicht. Die Tatsache, dass von Ärzten und Pflegepersonal hier eine unmittelbare Gefahr wahrgenommen wird, führt nicht selten dazu, dass mit der Diaphin-Ausgabe restriktiv umgegangen wird, was dann wiederum zu Ärger beim Patienten führt, der in diesem Fall womöglich entzügig die Einrichtung verlassen und sich Heroin auf dem Schwarzmarkt besorgen wird. Zu vergegenwärtigen ist: Bei einer Diaphindosis von 250 mg pro Vergabe und einer Konzentration von derzeit 5 % Heroin in den Straßenpräparaten, muss der Patient 20x250 mg (!) Straßenheroin beschaffen, um die nichterhaltene Dosis zu ersetzen. Dies bedeutet für den Patienten zweifellos eine Härte. Schon aus diesem Grund sollte stets sorgfältig abgewogen werden, ob er wirklich seine Dosis nicht erhalten kann oder ob man etwa die Dosis nur verringern kann. Andere Möglichkeiten mit diesem Problem umzugehen werden im nächsten Abschnitt geschildert.

## Falsche Applikation

Immer wieder ist zu beobachten, dass Patienten unabgesprochen die Injektionsstelle wechseln, nach zunächst gescheiterter Injektion die Nadel mehrmals benutzen wollen, an riskantere

Injektionsorte wechseln, plötzlich intramuskulär injizieren, keine ausreichende Hygiene bzw. Desinfektion betreiben, die Nadel nach der Injektion noch im Arm belassen usw. Auch diese Vorgänge bieten immer wieder Anlass, sich mit dem Patienten auseinanderzusetzen und können insbesondere im Wiederholungsfall auf beiden Seiten Ärger verursachen. Grundsätzlich ist darauf zu achten, dass die minimalen hygienischen Standards eingehalten werden und keine unsachgemäße Injektion bzw. die Injektion an keiner ungeeigneten Stelle durchgeführt wird.

Es ist auch beobachtbar, dass Patienten sich durch das stetig neue »Suchen von besseren Stellen« und ständiges Neueinstechen derart verletzen, dass bei ihnen von einem selbstverletzenden Verhalten auszugehen ist.

## Nicht-Aufsuchen eines Arztes bei Erkrankungen

Fast alle Opiatabhängigen haben in ihrer Drogenkarriere eine ganze Reihe von Erfahrungen mit Ärzten gemacht. Die meisten dieser Erfahrungen in Krankenhäusern, mit Hausärzten und Substitutionsärzten waren für sie belastend und unangenehm, wenn nicht sogar schmerzhaft. Gerade im noch geordneten Betrieb der Krankenhäuser und Arztpraxen ist das Ansehen von Opiatabhängigen denkbar schlecht und es besteht eine ganze Welt von Vorurteilen. Erwähnt werden muss aber auch, dass Drogenabhängige die Ärzte tatsächlich oft vor besondere Probleme stellen oder es gar zu illegalen Handlungen oder Übergriffen durch die Abhängigen kommt. Nicht zuletzt von daher herrscht eine Art »vorsensibilisiertes Milieu« in Krankenhäusern, aber auch in vielen Arztpraxen. Dazu tritt Verunsicherung und das Empfinden einer vermeintlichen Gefahr.

Auf der ärztliche Seite herrscht, insbesondere bei Krankenhausärzten, die zumeist Kontakt mit diesen Menschen in akuten

Notfallsituationen (und damit nur gelegentlich) haben, die verbreitete Meinung vor, dass diese Menschen sich ihren (Krankheits-)Zustand selbst beigebracht haben, da sie ja aktiv zur Droge gegriffen haben und vorher gewusst haben müssen, was damit für Lebensumstände verbunden sein würden. Dies ist aus fachlicher Sicht unzutreffend und eine an der Wirklichkeit vorbeigehende Ansicht. Und doch ist sie in den Köpfen fast aller Krankenhausmitarbeiter fest verankert.

Deutlich wird in der Praxis ganz klar, dass es zwischen Drogenabhängigen und Ärzten (und vice versa) eine Anziehungskraft gibt, die der von zwei Magneten gleicht, die man mit den gleichen Polen aneinanderzuhalten versucht; also Abstoßung statt Anziehung. Sicher verkörpert der Arzt auch gesellschaftlich eine Figur, die dem arbeitsamen Leistungsideal folgt und nicht selten auch der Ansicht ist, dass dies jeder tun sollte bzw. müsste. Dies mag ein gewichtiger Teil der Erklärung dafür sein, dass es die Abhängigen tunlichst vermeiden mit Ärzten in Berührung zu kommen.

Dies führt dazu, dass die Patienten bei offenbar vorliegenden Erkrankungen auch nach ausdrücklicher Aufforderung sich immer wieder weigern, einen Arzt aufzusuchen. Dies kann auch die Teilnahme an der Substitution gefährden, da ein Patient z. B. einen Abszess im kleinen Becken entwickelt hat und mit den dadurch verursachten Schmerzen nur noch außerhalb eines Krankenhauses leben kann, weil er Diaphin bekommt, sein Symptom also »verdeckt« wird. Ist man nun gehalten, dem Patienten sein Diaphin vorzuenthalten, um ihn darüber zu einer Krankenhausbehandlung zu bewegen bzw. zu nötigen?

In diesem Fall sicher ja, aber wie ist es mit unklaren Fällen oder einer beginnenden bedrohlichen Erkrankung? Da ist nur eine einzelfallbezogene Entscheidung unter Berücksichtigung aller Umstände sinnvoll. Bezüglich weiterer möglicher Maßnahmen verweisen wir auf den folgenden Abschnitt.

## Störendes Verhalten im Aufenthalts- oder Applikationsraum

Einige Patienten erzeugen in den Räumen der Einrichtung, insbesondere auch im Applikationsraum, Ungemach dadurch, dass sie sich unzuträglich verhalten. Dazu gehört etwa das ständige Ansprechen anderer, auch wenn diese das ausdrücklich nicht wünschen. Auch Herumschimpfen oder eine aggressive Gestik sind nicht selten. Gerne wird auch versucht, trotz ausdrücklichen Verbots, die gebrauchten Spritzen oder Abfälle mit Wucht und Abstand in den Abfallbehälter zu werfen. Oder es wird mit einer spöttischen Bemerkung zu den Mitarbeitern (»nun mach schön deine Arbeit«) die Schale mit den Applikationsutensilien, womöglich noch mit einer hinwerfenden Geste, in die Durchreiche gestellt.

## Verbale Aggressivität

Zunächst ist grundsätzlich festzuhalten, dass – entgegen den gängigen Annahmen über Opiatabhängige – verbale oder auch andere Aggressivität in einem geordneten menschenwürdigen Behandlungskontext nach unseren Erfahrungen eher die Ausnahme darstellt. Allerdings kommt es aufgrund von Stress und anderen Bewandtnissen (z. B. Problemen bei der Applikation, was manche Patienten sehr unter Druck bringt) immer wieder mal zu Gereiztheit und aggressivem Verhalten. Diese kann sich sowohl gegen Mitpatienten (»Der soll mal schneller machen, der Idiot«, »immer wieder nervt der uns hier mit seinem Gelaber«) als auch gegen das Pflegepersonal, die Area-Manager oder die Ärzte richten (»Immer wenn dieser Pfleger da ist, dauert alles länger«, »Sobald der Area-Manager Soundso da ist, nervt er uns immer mit den Alkoholkontrollen« usw.).

Andere Anlässe sind eher objektiver Natur, das heißt auf tatsächliche Ärgernisse zurückzuführen, die man, wo immer möglich, zu vermeiden oder abzustellen versuchen sollte. Letztlich sind Gereiztheiten und Aggressionen nicht ganz zu vermeiden. Man muss sich also auf ihre Begrenzung orientieren. Dies gelingt in sehr vielen Fällen auch schon durch verbale Ermahnung recht gut. Weitere Maßnahmen beschreiben wir im nächsten Abschnitt.

## Optionen zur Verminderung problematischen Verhaltens

### Gespräch und forciertes Gespräch

In jedem Fall eines problematischen Verhaltens sollte, wenn kurze Ansagen des Personals nicht ausreichend sind, zunächst – noch vor jedem Tätigwerden in anderer Weise – das Gespräch mit dem Patienten gesucht werden. Dies kann bei kleineren Anlässen »zwischen Tür und Angel« geschehen, aber manchmal auch ein ausdrückliches »Arztgespräch« erfordern. In der Regel wird man sich bemühen, wenn eine mehr oder weniger sanfte Zurechtweisung nicht reichen sollte, zu einer konstruktiven und verbindlichen Lösung zu kommen. Dazu können gegebenenfalls auch einzelne, an den Patienten angepasste Abwandlungen der Behandlungsabläufe gehören, aber womöglich auch verbindliche Abmachungen über Konsequenzen bei weiterbestehendem Fehlverhalten.
Unter einem »forcierten Gespräch« ist zu verstehen, dass das Gespräch z. B. mehrere Mitarbeiter einbezieht; es – bei nicht abzustellenden wiederkehrenden gravierenden Problemen – die Möglichkeit eines Ausschlusses aus der Behandlung thema-

tisiert; es mit dem Ziel einer am Ende stehenden schriftlichen Behandlungsvereinbarung zwischen Patienten, Pflegepersonal und Ärzten angegangen wird. In fast allen Fällen ist ein solches forciertes Gespräch ausreichend, um problematisches Verhalten hinreichend zu begrenzen. Womöglich, ist es auch zu wiederholen, um noch verbliebene Unklarheiten zu beheben oder nochmals auf den Patienten einzuwirken. Als quasi letztes Mittel hat sich eine schriftliche Behandlungsvereinbarung bewährt, die alle relevanten Punkte (ggf. auch ein System von Sanktionen) beinhaltet und von allen Beteiligten unterzeichnet wird.

### »Stoffsperre«

Die sogenannte Stoffsperre bedeutet, dass der Patient für eine oder mehrere Vergabezeitpunkte von der Diaphinapplikation ausgeschlossen wird. Kam es zu Problemen mit einzelnen Patienten, so war diese »Sanktion« ein solche, die sofort im Geist der Teammitglieder auftauchte. Sie hat ja auch den Vorteil, dass sie schnell zu realisieren ist, sehr nach Strafe aussieht – und es auch ist. Aus medizinsicher Sicht ist es allerdings so, dass die Ärzte bei der Verhängung einer solchen Sanktion in Kauf nehmen, dass der Patient entzügig wird und in diesem Zustand längere Zeit herumläuft. Das kann das Risiko beinhalten, dass der Patient unter dem Druck der Entzugssymptome irgendein unrealistisches Verhalten zeigt (z. B. bei Rot über eine Ampel geht, usw.). Dann würde ermittelt, dass es sich um einen Opiatabhängigen handelt, dieser sich in einer Substitutionsbehandlung befindet und von dem behandelnden Arzt »bewusst entzügig gemacht« wurde. Somit könnte der Arzt für einen etwaigen Unfall mitverantwortlich sein. Schon aus diesem Grund sollte eine solche Maßnahme nur dann eingesetzt werden, wenn wirklich keine andere Option zur Ver-

fügung steht. Etwas unproblematischer stellt sich die Situation in bestimmten Einzelfällen dar. Wenn etwa bekannt ist, dass der Patient problemlos Geld und den »Ersatzstoff« von der Szene beschaffen kann. So hatten wir einen Patienten in der Behandlung, der über erhebliche Geldmittel aus einer Erbschaft verfügte und auch stets »gute Connections« hatte.
Für einzelne Teammitglieder ist die Option Stoffsperre wie ein kleiner Schlagstock, den man gut und einfach zur Bestrafung oder Erziehung von Patienten einsetzen kann. Deswegen ist auch die Versuchung groß, eine solche Maßnahme einzusetzen. Selbstverständlich kann dies in einzelnen Fällen auch berechtigt sein und Sinn machen. Im Gros der Fälle sind jedoch andere Maßnahmen zu ergreifen und ist der »Reflex Stoffsperre« aktiv aufzuhalten zugunsten anderer, konstruktiver Vorgehensweisen.
Allerdings gibt es nicht wenige Fälle, in denen die bloße Androhung einer solchen Maßnahme ausreichend ist, um eine erwünschte Verhaltensregulation zu begünstigen bzw. durchzusetzen. Das muss sorgfältig im Hinblick auf den jeweiligen Einzelfall abgewogen werden.
Eine Dosisreduktion ist zwar bei wiederholten bedenklichen Intoxikationen eines Patienten durchaus sinnvoll, ist aber aus unserer Sicht in allen anderen Fällen, wo sie als »Sanktion« eingesetzt werden könnte, abzulehnen.

## Gruppenänderung

Sollte es zu wiederholten Konflikten zwischen einzelnen Patienten kommen, so ist neben klärenden Gesprächen auch zu erwägen, inwieweit die »Versetzung« eines Patienten in eine andere Gruppe sinnvoll sein und entzerrend wirken kann. Das Gruppensystem bedingt ja, dass eine Reihe von Patienten in einem bestimmten Zeitfenster zur Vergabe erscheint, sodass es zu keinem Gedränge kommt, sondern die Patienten nach und nach in geordneter Form ohne »Schlangestehen«, Wartezeiten und Überfüllung der Einrichtungsräume ihre Diaphindosis erhalten können. Diese Option wird von einigen der betroffenen Patienten durchaus als Strafe wahrgenommen, insbesondere wenn sie in eine Gruppe versetzt werden, die »erst später« zur Vergabe kommt. Auch eine Diskriminierung kann empfunden werden und ist, je nach einzelnem Fall, mit sanftmütiger Erklärung der Umstände, die dazu geführt haben zu vermitteln. Trotzdem ist diese Maßnahme meist hilfreich und auch für den Patienten keine gravierende oder gefährdende Belastung.

## An den Grenzen der therapeutischen Haltung: Ausschluss aus der Substitution

### Gründe für einen Ausschluss aus der Behandlung

Die Gründe für einen möglichen Ausschluss aus der Behandlung können vielfältig sein:

- Gewalt gegen Mitarbeiter oder Mitpatienten
- Diebstahl von Gegenständen
- Diebstahl von Substitutionsmittel
- Wiederholter Verstoß gegen Hygiene- und Sicherheitsstandards
- Beleidigung von Mitarbeitern
- Verbale Aggressivität gegen Mitpatienten
- Grenzüberschreitung gegenüber Mitarbeitern (z. B. unerwünschte Anfassen, übergriffige Fragen)
- Ständiges »an die Grenzen gehen«
- Ständiges Stören von Abläufen im Applikationsraum
- Gehäuftes Nichteinhalten von Gruppenzeiten

- Wiederholte Weigerung sich an Anweisungen des Personals zu halten
- Nichteinhaltung minimaler Standards von Körperhygiene
- Eine Kombination von mehreren dieser Probleme

## Sachverhaltsaufklärung und Perspektivenzusammenführung

Sollten solche Probleme auftreten, so ist zunächst sinnvoll, diese in Gesprächen mit dem Patienten zu thematisieren, insbesondere auch den genauen Ablauf der Situation aus der Perspektive des Patienten zu hören. Nicht selten sind nämlich derart starke affektive Elemente in das Konfliktgeschehen involviert, dass es typischerweise auch zu Ungenauigkeiten und Fehlwahrnehmungen kommt. Von daher ist der Hergang einer Situation, das Zustandekommen eines Fehlverhaltens und der Hintergrund von problematischen Verhaltensweisen einzelfallbezogen und sorgfältig nachzuvollziehen und zu klären.
Zunächst sind also – ggf. auch wiederholte – Versuche zu unternehmen dies mit genauer Sachverhaltensaufklärung und gemeinsamen Vereinbarungen zu lösen. Sollten diese Versuche scheitern, so ist in der Regel als Nächstes die Problematik in Teamsitzungen oder Dienstbesprechungen zu thematisieren und gemeinsam über Lösungsmöglichkeiten nachzudenken und deren Umsetzbarkeit zu prüfen. Ist ein Teamkonsens über die nächsten möglichen Schritte und deren Angehen hergestellt, so kann man damit gestärkt nochmals (evtl. unter Einbeziehung weiterer Teammitglieder) das Gespräch mit dem Patienten suchen. Sollte auch dies scheitern oder keine sinnvolle Option sein, so könnten die regelmäßigen Supervisionssitzungen mit dem ganzen Team für die Besprechung der Problemlage genutzt werden.
Wir haben in Supervisionssitzungen in viele Fällen gute und konsensfähige Problemlösungen erarbeiten können, da in die-

sen Sitzungen typischerweise eine Reihe von unterschiedlichen Perspektiven und Gesichtspunkten zum Tragen kommen, was oft wertvolle Anstöße und neue Einsichten vermittelt, letztlich zu einer Vervollständigung der Sicht auf die Situation und zu konstruktiven Lösungsmöglichkeiten führt.

Was sonst noch hilfreich bei der Bewältigung solcher, für den Patienten nicht selten mit ernsthaften (teils potenziell lebensbedrohlichen) Konsequenzen verbunden, Problemsituationen bzw. situativen Zuspitzungen sein kann, ist die Sorge dafür, dass die betreffende Person erstmal aus dem »Wahrnehmungsfokus«, der offenbar immer eine Tendenz zur Zuspitzung hat, gerückt wird. Auch darüber kann ihr (und hier sind die Ärzte von ihrem Berufsethos her besonders gefordert) Schutz und Gelegenheit zur »Gegendarstellung« geben werden. Zudem kann es sinnvoll sein, dem Team aus psychiatrisch-psychotherapeutischer Perspektive die Situation zu erklären und dabei etwaig die Biografie und die Vorerfahrungen wie auch die Beschränkungen (von Empathie und Verhaltensoptionen) des Patienten zu vergegenwärtigen. Des Weiteren kann es sinnvoll sein, die Dynamik von Übertragung und Gegenübertragung, soweit dies möglich ist, aufzuzeigen und zu analysieren. Letztlich hat es sich bewährt, die Konfliktsituation so weit als möglich zu »entpersonalisieren«, das heißt, sie über die Ebene der persönlichen Betroffenheit hinausgehend in ihren technischen, psycho- und soziodynamischen Aspekten zu betrachten.

## Defokussierung

Für die Bewältigung akuter kritischer Situationen kann es sinnvoll sein, die kritische Situation erstmal zu defokussieren, um einer Tendenz zur weiteren Zuspitzung vorzubeugen. Das kann z. B. heißen sich ganz bewusst erstmal mit einer anderen Person zu befassen, um aus der »Fixierung« herauszukommen und vielleicht auch zur Relativierung beizutragen. Zudem ist es oft hilfreich, sich den Hintergrund, das heißt die biografie- und krankheitsbedingte Folie, zu vergegenwärtigen, auf der sich die konflikthafte Situation ereignet bzw. Elemente dieser sich herleiten lassen. Zudem darf es nicht unterlassen werden, die positiven Aspekte, die der Patienten in die Behandlung einbringt bzw. das, was er schon erreicht hat (und ggf. auch wie er das erreicht hat), gegen welche inneren wie äußeren Widerstände, zu vergegenwärtigen. Letzteres geht schnell verloren, wenn man nur in der »Problemkiste« wühlt und dabei manchmal den Blick in die »Lösungskiste« zu vergessen droht.

## Vorschnelle Schuldzuweisung

Ein anderes grundsätzliches Problem resultiert aus der fast absolut geltenden Negativstigmatisierung speziell dieser Patientengruppe. Diesen wird ja gängigerweise praktisch immer ein Verschulden (an begangenen Straftaten, am Bestehen ihrer Elendssituation, an der Sucht usw.) zugesprochen bzw. vorgeworfen. Diese Schuldzuweisung sichert uns auch ab gegen eine Bewusstwerdung der Unschuld der Patienten an ihrer Situation, die sonst vielleicht unser Mitgefühl reizen und Anlass bieten würde, das Leid dieser Menschen zu spüren. Doch Letzteres ist selten. Zumeist überwiegt die Tendenz, dem Patienten die Schuld an seinem »Versagen« und seinen Problemen zuzuweisen. Dies auch dann, wenn es ganz offensichtlich unangebracht ist.
Statt diesem Trend zur einseitigen Schuldzuweisung zu erliegen, sollten wir es als unsere Aufgabe verstehen, eigene Anteile am Konfliktgeschehen (bzw. dem »Versagen« der Patienten) bewusst zu machen. Das soll nicht heißen, dass wir nur auf unserer Seite schauen und die Seite für die der Patienten im Rahmen seiner – oft sehr beschränkten Möglichkeiten – durchaus

verantwortlich zu machen ist, nicht berücksichtigen. Es geht vielmehr um die besondere Bemühung, wie sie bei diesen Patienten (auch aufgrund unserer eigenen Tendenzen) erforderlich ist, um zu einer nicht-einseitigen Bestandsaufnahme der Situation, ihrer wesentlichen Koordinaten und etwaiger Lösungsmöglichkeiten zu gelangen.

## Fallbeispiel: Schuldzuweisung und Selbstkritik

Um das Gesagte noch klarer zu machen, möchte ich ein Beispiel anführen: Einer unserer Patienten berichtete über zunehmende Rückenschmerzen, sodass wir auf einer neurologischen Abklärung bestanden. Die Untersuchung ergab, dass bei ihm ein mehr als faustgroßer Abszess im kleinen Becken vorlag, der geeignet war, ihn am Leben zu gefährden. Der Patient hatte sich aber aufgrund von Ängsten vor Ärzten und Krankenhaus, insbesondere auch vor einem etwaigen Entzug, der ihm durch die weitere Krankenhausbehandlung zugemutet worden wäre, nach der Stellung der Diagnose wieder aus der Behandlung entlassen lassen. Wir mussten jedoch auf einer Weiterführung der Krankenhausbehandlung bestehen. Nicht zuletzt deshalb, weil wir durch die Gabe eines starken Schmerzmittels wie Heroin die Symptome verdeckt hätten und die gesundheitliche Gefährdung sich zugespitzt hätte. Darum erklärten wir dem Patienten, dass er ohne die Weiterführung der Krankenhausbehandlung nicht weiter substituiert werden könne; er sich also wieder in Krankhausbehandlung begeben müsse. In seiner Verzweiflung hat er dies dann auch getan und sich erneut in der Notaufnahme eines Krankenhauses vorgestellt. Nach einer mehrstündigen Wartezeit hatte ihn dann ein Internist untersucht und ihm auch zur weiterführenden Therapie im Krankenhaus geraten. Darauf fragte der Patient, ob er denn im Krankenhaus bleiben »müsse«. Dies wurde von dem Internisten verneint, da sich ja niemand in Behandlung begeben *müsse*, es ja keinen Zwang zur Behandlung gebe. Dies verstand der Patient so, dass demnach keine zwingende Notwendigkeit für eine Krankenhausbehandlung bestehe und er von daher auch nach Hause gehen könne. Uns trug er dann verärgert vor, dass er, wie von uns gewollt, »im Krankenhaus gewesen« sei und damit unserer Anweisung Folge geleistet habe. Daher könne er ja nun weiter substituiert werden. Als wir dies mit dem Hinweis auf die weiterbestehende dringende Behandlungsnotwendigkeit verneinten, versuchte er – vermutlich in entzügigem Zustand – mit körperlicher Gewalt in die Behandlungseinrichtung einzudringen und es kam zu einem Handgemenge. Es fand dann keine Substitution mehr statt. Einige Zeit später hörten wir vom weiteren Schicksal des Patienten. Dieser hatte sich dann in den zwei (dem Abbruch der Substitution folgenden) Wochen nicht wieder in Behandlung begeben. Erst als die Situation mit einer Bewusstlosigkeit eskalierte, war er ins Krankenhaus eingeliefert worden. Die Erkrankung war zu diesem Zeitpunkt allerdings schon soweit fortgeschritten, dass ihm das linke Bein amputiert werden musste.

In Anbetracht des geschilderten Falls kann man zwar behaupten, dass wir uns technisch und medizinisch korrekt verhalten haben. Der Patient hat sich ja, womöglich durch fehlende Einsicht und inadäquates Verhalten, unseren sinnvollen und medizinisch korrekten Erklärungen und Anweisungen mehrfach widersetzt. Insofern hat er – »wider besseren Wissens« – seine Gesundheit bewusst aufs Spiel gesetzt und muss nun die Konsequenzen tragen. Das wäre eine grundsätzlich nicht unangebrachte Sicht auf die Situation.

Doch eine selbstkritische Analyse der Situation führte uns in eine andere Richtung. Wie schon weiter oben beschrieben, ist zu berücksichtigen, wie angstauslösend für diese Patienten jede Berührung mit Ärzte und Krankenhäusern ist. Dazu kommt bei einem psychiatrisch, nun aber zusätzlich noch körperlich, schwer erkrankten Patienten die Ängstigung durch die körperliche Erkrankung. Überdies ist es bei diesen Patienten ein gängiger Mechanismus, dass je schwerer die Bedrohung, desto stärker auch die Verdrängung wird. Von daher muss das Verhalten des Patienten bei genauerem Hinsehen nicht verwundern. Es wäre sogar vorauszusehen gewesen.

## Sonderthema: Opiatabhängige und Ärzte

Als Arzt von schwerkranken Opiatabhängigen macht man regelmäßig die Erfahrung, dass diese Patienten in Krankenhäusern immer wieder schlecht behandelt werden. Das zeigt sich nicht zuletzt daran, dass praktisch immer zu geringe Dosierungen von Substitutionsmitteln verordnet werden – auch wenn die Äquivalenzdosen im mitgegebenen Arztbrief ausdrücklich genannt sind.

Unter Berücksichtigung dieser Zusammenhänge hätten wir – kritisch betrachtet – unseren Patienten in dieser Situation besser beschützen müssen vor dem Ungemach, welchem er durch die Krankenhausbehandlung drohte ausgeliefert zu werden. Von seinen eigenen Vorannahmen, die ihn zusätzlich geängstigt haben dürften, nicht zu reden.

Unsere ausführlichen Diskussionen im Team haben letztlich dazu geführt, dass seitdem alle Patienten, die wegen mehr als Kleinigkeiten ein Krankenhaus aufsuchen müssen, von uns begleitet werden. Dies aus folgenden Gründen: 1. Um den Patienten abzusichern in seiner Unsicherheit und seinen Befürchtungen gegenüber Ärzten und Krankenhäusern; 2. um ihm den Schritt in die richtige Behandlung zu erleichtern, ihm die Schwellenangst zu nehmen; 3. um dafür zu sorgen, dass die weiterbehandelnden Ärzte die richtigen Informationen erhalten und 4. um klar zu machen, dass dieser Patient nicht

»alleine dasteht« und 5. das andere Ärzte im Hintergrund die Behandlung »mitüberwachen«.
Zudem stellen wir sicher, dass jeder Patient vor dem Gang ins Krankenhaus einen ausführlichen Arztbrief mitbekommt, in dem selbstverständlich auch die Äquivalenzdosierungen zu der aktuellen Diaphindosis und auch eine Kurzdarstellung des Konzepts »Heroin als Psychopharmakon zur Kupierung psychiatrischer Symptome« enthalten sind. Außerdem enthält der weiterbehandelnde Arzt im Brief auch die Nummer des mobilen Telefons des leitenden Arztes der Behandlungseinrichtung und den ausdrücklichen Hinweis, dass er unter dieser Nummer *jederzeit* für Rückfragen erreichbar ist. Im Einzelfall ist auch zu erwägen, ob es sinnvoll ist, auch dem Patienten diese Nummer zur Verfügung zu stellen, sodass dieser sich auch unmittelbar melden kann, wenn Komplikationen oder Missverständnisse auftreten sollten. Probleme oder Missbräuche mit der Weitergabe der Telefonnummer sind bei uns nie entstanden. Diese Verhaltensmaßnahmen haben sich im Verlauf der letzten Jahre vielfach bewährt, sodass wir seitdem keine wirklich problematischen Vorfälle im Zusammenhang mit Krankenhausbehandlungen zu verzeichnen hatten.

## Das »Problem der Ausnahme«

Besondere Erwähnung verdient in diesem Zusammenhang das »Problem der Ausnahmen«. Dieses kehrt nach unserer Erfahrung ständig wieder und wirft praktisch jedes Mal aufs Neue erhebliche Konflikte im Behandlungsteam auf. Es handelt sich darum, dass in vielen Fällen aufgrund der individuellen Problemlagen einzelner Patienten besondere Regelungen geschaffen werden müssen.

Dies ist erforderlich, da sonst die Behandlung von Patienten mit besonderen Problemlagen nicht sachgerecht, situativ angepasst und therapeutisch sinnvoll durchgeführt werden kann. Sicher ist es einfacher, auch diese Patienten in ein durch das allgemeine Regelwerk vorgegebene Schema zu pressen und ihnen zu sagen: »Entweder du kannst dich in das vorgegebene Schema einordnen oder du kannst hier nicht behandelt werden.« Wir machen ja schließlich ein Angebot und für wen das nicht passt, der kann ja woanders oder halt gar nicht behandelt werden. Diese vereinfachte Lösung ist vielleicht bei einem Großteil von Krankenhauspatienten durchaus anwendbar, aber die Behandlung von Patienten mit solch erheblichen psychischen Störungen und sozialen Problemlagen, wie sie bei schwer Opiatabhängigen typisch sind, ist auf solche Weise nicht wirklich gut angehbar. Hier muss fraglos auf komplexe individuelle Problemlagen in einer dem individuellen Fall gerecht werdenden Weise eingegangen werden.

Es gibt in den Behandlungsteams gewöhnlich immer »zwei Fronten«. Die eine steht auf dem Standpunkt, das es ein feststehendes Regelwerk gibt und geben muss, was auch einzuhalten ist und nicht durch Ausnahmen »aufgeweicht« oder »verwässert« werden darf. Sonst drohe ein unstrukturiertes Chaos bzw. trete Unübersichtlichkeit und Gefährdung ein. Außerdem nerve es nun mal, wenn man sich ständig überlegen müsse, bei wem welche spezielle Ausnahme vereinbart sei. Die andere Gruppe vertritt den Standpunkt, dass Ausnahmen zwar mit Schwierigkeiten behaftet, aber nicht zu umgehen und nicht selten auch therapeutisch angebracht sind. Dieses sei sogar selbstverständlich bei komplexen und von sehr individuellen pathologischen Biografien geprägten Patienten mit so vielgestaltigen Symptomen, Behinderungen und Ressourcen. Zudem könne man ja durchaus Ausnahmen als feste Regeln absprechen und (ggf. auch schriftlich) fixieren, sodass Klarheit und

Übersichtlichkeit gewahrt bleiben. Vertreter dieser Auffassung sind der Meinung, das auch in der somatischen Medizin die meisten Patienten in einer ganz individuellen Weise behandelt werden. Nicht jeder braucht die gleiche Operation, nicht jeder die gleiche Vorbereitung, nicht jeder die gleichen Pflegeleistungen, nicht jeder die gleichen Medikamente, in der gleichen Dosierung, in der gleichen Abfolge usw.

Doch das Arbeiten mit an den individuellen Fall angepassten Ausnahmen sollte nicht die Regel sein, sondern eher die Ausnahme. Das bedeutet, es ist in jedem Fall, in jeder Behandlung, die eine Ausnahme von der Regel nahelegt, zu prüfen, ob eine solche infrage kommt, wirklich sinnvoll, klar vereinbar und auch durchführbar ist. Ist dies der Fall, so lohnt es sich fast immer, Ausnahmen zuzulassen und für die Behandlung der Patienten nutzbar zu machen.

Die Erfahrung zeigt, dass man ohne Ausnahmen nicht auskommt und viele der Patienten ohne solch angepasste Regelungen längst aus der Behandlung hätten ausgeschlossen werden müssen. Auch zeitweilige Krisensituationen machen manchmal Ausnahmen vom Regelwerk notwendig.

Man könnte bei den kritisch erörterten und sinnvoll angewendeten Ausnahmeregelungen auch von dem gezielten Einsatz einer Maßnahme zum Erhalt des therapeutischen Bündnisses und zur Erfolgreichmachung einer individuellen Behandlung sprechen. Selbstverständlich sind jedoch auch die Grenzen eines solchen Vorgehens in jeder Behandlungseinrichtung (Struktur des Behandlungsteams und einzelner Mitarbeiter, Art und Anzahl der Patienten u. a.) auszuloten und einzuhalten.

Wichtig erscheint uns, sich als Behandlungsteam darüber bewusst zu sein, dass die Diskussion über Ausnahmen, so mühsam und zeitaufwendig sie sich auch ausnehmen, ein wichtiger und nicht zu vermeidender Bestandteil der Arbeit mit der Heroingestützten Behandlung sind. Sollten diese Diskussionen nicht mehr regelmäßig vorkommen, so scheint es uns sinnvoll zu überprüfen, ob sich eine problematische Starrheit im Behandlungsregime festgesetzt hat. Immer ist es nützlich zu prüfen, ob man Ausnahmen verwendet, weil man den Konflikten nicht gewachsen ist bzw. nicht konstruktiv genug zu angepassten Lösungen kommt; oder ob man sein Behandlungsschema so starr verfestigt hat, dass individuell angepasste Regelungen keinen Platz mehr finden.

# 6 Substitution in der täglichen Praxis

## Aufnahme in der Substitution: Dosierung

Aus der klinischen Arbeit mit Schwerstabhängigen wissen wir, dass die Höhe der Dosierung (der Droge, des Substitutionsmittels) nicht selten im Zentrum der Arzt-Patienten-Beziehung stehen kann. An der Frage der »passenden Dosis« entfalten sich häufig Macht- und Verteilungskämpfe, die Frage von ärztlicher Über- und Unterversorgung, Belohnung und Strafe, Fürsorge und Vernachlässigung. In der Diaphinsubstitution stellt sich die Frage, inwiefern dieses Spiel aus Wünschen und Ablehnung fortgeführt werden soll – oder durch gemeinsame Entscheidungen ersetzt werden kann, die das Wohlergehen des Patienten zum Maßstab machen.

Wir haben die Erfahrung gemacht, dass die Verantwortung für die Gestaltung der Diaphindosis durch die meisten Patienten selbst getragen werden kann und dem therapeutischen Team ein vermittelnder Einfluss zukommt. In den allermeisten Fällen kommt es auch bei frei wählbarer und verfügbarer Diaphindosis und langjähriger Abhängigkeit zu einem moderaten, stabilen Konsummuster, sofern die strikte Regelmäßigkeit der Applikation eingehalten wird. Die gewählte Dosis – meist zwischen 400 mg und 700 mg täglich – ist niedrig genug, um Intoxikationen zu vermeiden, jedoch ausreichend hoch, um einem Entzugssyndrom vorzubeugen (siehe auch Parry 1992).

Von einer restriktiven Handhabung der Diaphinverschreibung raten wir ab: Nicht allein führt diese zu einer verstärkten Anbindung an die Straßenheroinszene und schafft einen Anreiz für kriminelle Betätigungen. Eine dauerhafte Unterdosierung führt auch zu einer psychischen Fixierung der Patienten auf die Beschaffung der Droge und läuft somit dem therapeutischen Ansatz der Diaphinsubstitution in allen Punkten entgegen.

→ **Merke Die Diaphin-Dosis sollte durch die behandelten Patienten möglichst selbstständig und frei gewählt werden. Grenzen dieses Vorgehens sind lediglich durch medizinische Fakten (Begleiterkrankungen, Toxizitätsschwelle) gegeben.**

Die Dosisfindung gliedert sich gewöhnlich in vier Phasen.

**I. Orientierungsphase**

Vor Beginn der regelmäßigen Diaphinsubstitution findet sich bei vielen Patienten ein unregelmäßiges Konsummuster von opiathaltigen Substanzen. Hierzu gehören sowohl Straßenheroinapplikation in unterschiedlicher Häufigkeit (mit heroinfreien Intervallen, die i. d. R. durch einen erhöhten Beikonsum begleitet werden) sowie die Anwendung verschiedener Straßenheroinmischungen mit unterschiedlichen Anteilen reinen Heroins (normalerweise 5 – 10 %).

Zu Beginn der Diaphinbehandlung erfolgt im gemeinsamen Gespräch mit den Patienten eine ausführliche Übersicht über die von diesem verwendeten Substanzen unter Einbindung von Substitutionsmitteln. Hieraus kann abgeschätzt werden, welche Tagesdosis Diaphin vermutlich zu einer befriedigenden psychopharmakologisch wirksamen Substitutionswirkung führen wird.

Die ärztlich vorgeschlagene Anfangsdosierung sollte dem Patienten so transparent und nachvollziehbar wie möglich dargestellt werden. Häufig reagieren Patienten mit positivem Erstaunen auf die Eröffnung, dass die Dosisfindung im weiteren Verlauf hauptsächlich durch sie selbst bestimmt werden kann.

Zugleich sollte darauf hingewiesen werden, dass die Aufdosierung bis zur optimalen Substitutionsdosis langsam und in mehreren Schritten erfolgen muss.

→ **Merke Die Diaphinsubstitution beginnt mit einem Handschlag und einer Begegnung auf Augenhöhe, durch die die Behandlung getragen wird.**

**II. Aufsättigungsphase (ca. eine Woche)**

Bei Beginn der Behandlung ist aus mehreren Gründen besondere Vorsicht geboten. Die vor Studienbeginn durch die Patienten angegebenen Konsummengen Straßenheroin können nicht immer uneingeschränkt in Diaphin umgerechnet werden. Zunächst einmal gibt es hinsichtlich der Substanzkonzentration in der Mischdroge Straßenheroin (der neben Heroin nicht selten neben Streckmitteln Benzodiazapine, Kokain oder Schmerzmittel zugesetzt sind) starke regionale und saisonale Schwankungen. Weiterhin ist es keine Seltenheit, dass Patienten den Konsum zu hoch angeben, um eine vermeintlich großzügigere Diaphin-Dosierung herbeizuführen. Auch eine zu geringe Angabe ist keine Seltenheit, spricht doch eine niedrige Dosierung für ein scheinbar gering ausgeprägtes Abhängigsein.

Die Abhängigkeit von der Droge ist im Substitutionssetting eng an die Abhängigkeit von der Ambulanz und den Teamhelfern angelehnt und kann als bedrohlich und einengend erlebt werden. Kommt ein Patient aus der Substitutionsbehandlung mit einem anderen Substitutionsmittel (Methadon, Polamidon, Subutex), so ist zu berücksichtigen, dass diese Stoffe nur sehr wenig ins ZNS gelangen bzw. die Rezeptoren nur vermindert aktivieren. Das bedeutet, dass die Bestimmung der Äquivalenzdosis »per Tabelle« nicht ohne Weiteres angewendet werden kann. Diaphin gelangt praktisch vollständig und schnell ins Gehirn und kann dort eine Atemlähmung oder einen epileptischen Anfall verursachen. Es müssen somit eine nicht-zentral und eine

zentral wirksamen Dosis unterschieden werden. Da diese nicht exakt bestimmbar sind, ist bei der Eindosierung von Diaphin als Ersatz für ein konventionelles Substitutionsmittel generell Vorsicht geboten. Daher sollte Diaphin in den ersten Tagen mit »geteilten Dosen« (z. B. 50 + 50 mg pro Applikationszeitpunkt mit 15 Minuten Pause dazwischen) verschrieben werden.
Die Aufsättigung beginnt mit der geringstmöglichen Dosierung (ca. 30–40 mg DAM an je drei Vergabeterminen täglich). Zur besseren Verträglichkeit kann diese Dosis noch in zwei Applikationen mit 15 Minuten Abstand aufgeteilt werden. Die Injektion erfolgt gewöhnlich intravenös. Nach Möglichkeit sollte ein risikoarmer Injektionsort (periphere Vene) aufgesucht werden.
Dosissteigerungen sollten langsam vorgenommen werden (gewöhnlich nicht über insgesamt 30 mg pro Tag); die Applikationen erfolgt stets unter ärztlicher Sichtkontrolle und unter Bereithaltung von notfallmedizinischen Hilfsmitteln. In der Regel ist eine Dosissteigerung von 10–20 mg täglich gut verträglich.
Besonders zu Beginn der Behandlung stellt eine zusätzliche Selbstbehandlung der Patienten mit Straßenheroin und anderen Pharmaka (insbesondere Benzodiazepinen) keine Seltenheit dar. Dies kann in Einzelfällen den Sinn einer schonenden Dosissteigerung unterlaufen. In den meisten Fällen findet jedoch eine selbständige Abdosierung des Straßenheroins bei steigender Diaphindosis statt.

→ **Anregung** Welche »Rolle« spielt die Straßenheroinszene für den Tagesablauf und das soziale Leben eines Patienten? Kann er in der Substitution seine täglichen Szenekontakte im gleichen Maße herunterdosieren wie die Straßendroge? Welche Schutzfunktion kann der Szenekontakt für die Identität des Patienten darstellen?

**III. Stabilisierungsphase (ca. acht bis zehn Wochen)**

Meist sind es die Patienten selbst, die eine bestimmte Dosis spontan als ausreichend beschreiben. Die ärztlich festgelegte Höchstdosis von 1 000 mg Diaphin täglich wird nur in Ausnahmefällen erreicht. In der Regel erfolgt zunächst eine rasche Dosissteigerung, die von einer Plateauphase mit stabiler Dosierung gefolgt wird. Während dieses Intervalls wird von den Patienten eine Dosierung »ausprobiert«: Welcher Beikonsum ist nötig? Welche Wirkung kann Diaphin erzielen, welche hingegen nicht? Wie groß ist der qualitative Unterschied zwischen Diaphin und Straßenheroin?

Ein Großteil dieses Ausprobierens findet meist nicht in der Substitutionsambulanz, sondern außerhalb statt, ist aber letztlich zu großen Teilen als selbstständiges quasi-therapeutisches Bemühen der Patienten zu werten. Überraschenderweise ist ein Teil der Patienten von der qualitativen Wirkung des 100%igen Diaphins enttäuscht, kennt man doch aus der Szene »aufregendere Gemische«.

→ **Anregung** Wie beschreibt der Patient die Diaphinwirkung gegenüber Ärzten (»Ist schon fast zu viel«), Krankenpflegepersonal (»Dosis ist okay«) und Mitpatienten (»Ich merke fast gar nichts«)? Was sagt dies über sein Gesundsein-Wollen aus? Ist ein schneller »Gesundungswunsch« des Patienten wünschenswert für den Behandlungserfolg? Welche Vorteile bietet es dem Patienten, als besonders »krank« oder auch besonders »gesund« zu gelten?

Viele Patienten empfinden die dreimal täglich stattfindenden Applikation nach einigen Wochen als anstrengend oder einengend. Gemeinsam mit ihnen kann überlegt werden, ob die Reduzierung auf zwei Applikationstermine pro Tag eine sinnvolle Lösung ist. Für etwa die Hälfte bis zwei Drittel der Patienten erweist sich dies als sinnvolle Möglichkeit.

Bei der Betrachtung der täglichen Aufenthaltszeit in der Ambulanz verdient die Angstabwehr besondere Beachtung: Nur zwei Mal täglich statt drei Mal in die Ambulanz zu kommen, schafft mehr Unabhängigkeit, vermindert die Macht des therapeutischen Settings, den Patienten zu kontrollieren und zu verändern (Kontrolle und Veränderung sind beängstigend) – kann also entängstigend und entspannend wirken. Diese Aspekte sind Patienten häufig nur unvollständig bewusst und werden oft mit logistischen Gründen belegt: »Dann brauche ich den Zug nur zwei Mal zu nehmen«, »Dann kann ich mir eine Arbeit suchen«, »Wenn ich den ganzen Tag in der Innenstadt bleibe, gehe ich auf die Szene – besser, ich bleibe mittags daheim«. Diese Begründungen sind ernst zu nehmen, sollten jedoch erst nach der Stabilisierungsphase zu einer Verringerung der Applikationstermine führen.
Nach unserer Erfahrung genügen bei fast allen Patienten acht bis zehn Wochen, um eine schonende Gewöhnung an das Setting zu ermöglichen, Ängste vor Veränderung und Bevormundung zu vermindern und die Tendenz zur »Ambulanzflucht« der Patienten durch eine empathische und annehmende Begegnung als unerforderlich erscheinen zu lassen. Anschließend kann gemeinsam überlegt werden, aus welchen Gründen der zwei- oder der dreimalige tägliche Besuch in der Ambulanz Vorteile bietet.

#### IV. Erhaltungsphase

Sind die Tagesdosis (ca. 50–1000 mg) und die Applikationszeiten (zwei oder dreimal tägliche Injektion) gefunden, geht die Behandlung in die Erhaltungsphase über.
Im Rahmen des Bezugspflege- bzw. Patensystems kommt es jetzt zur zusammenhängenden Fühlungnahme. Tägliche kurze Gesprächskontakte bieten Schutz und Familiarität, nach Möglichkeit ohne einzuengen, auszufragen, vorzuführen, krank- oder gesundzureden, zu bemitleiden oder zu beschönigen.

Im Rahmen der Erhaltungsphase kann ausprobiert werden, welcher Injektionsmodus (intravenös, intramuskulär, subkutan) die meisten Vorteile für den individuellen Patienten bietet und seinen Bedürfnissen (z. B. »etwas spüren«, ohne Entzugssymptome durchschlafen, tagsüber arbeiten, freiere Einteilung der Applikationstermine usw.) am meisten entgegenkommt. [Für nähere Informationen zu den Vorzügen einzelner Applikationsmodi siehe Kapitel »Applikation«.]

→ **Wichtig: Die Erhaltungsphase (erhalten bedeutet auch: Halt bieten, festhalten) dient nicht nicht etwa einer langsamen Dosisreduktion mit dem Ziel der dauerhaften Heroinabstinenz. Abstinenzwünsche werden ausschließlich durch Patienten spontan und selbstständig formuliert. Dem therapeutischen Team kommt somit eher die Rolle eines bedächtigen, unterstützenden Gegenspielers zu, der gegebenenfalls auch Anhalt zur Mäßigung gibt, nicht jedem Entgiftungswunsch nachgibt und den Patienten vor zu hochgesetzten Zielen (und damit vor Enttäuschungen und Versagenssituationen) schützen kann.**

Die sozialpsychiatrisch inspirierte Diaphinsubstitution gehört zu den Verfahren der Suchtbehandlung Schwerstabhängiger mit der höchsten Quote an Entgiftungen und dauerhafter Abstinenz. Dennoch gehört die Abstinenz nicht zu den impliziten Forderungen der Behandlung. Aus didaktischen Gründen wird deswegen auf die Behandlungsphase ›V: Entgiftung und Abstinenz‹ verzichtet.

## Sonderfall Entgiftung

Die Entgiftung stellt im engeren Sinne keinen Sonderfall der Heroingestützten Behandlung dar. Nach den wissenschaftlichen Daten, die wir in sechs Jahren in unserer Ambulanz erhoben haben, gelingt ca. 20 % der schwerstabhängigen Patienten

eine Entgiftung – und einem beträchtlichen Teil von ihnen im weiteren Verlauf die dauerhafte Opiatabstinenz.
Warum also beschreiben wir die Entgiftung als Sonderfall?
In der Außenperspektive – die vor allem durch Politiker und Medienvertreter des konservativen Spektrums geprägt wird – scheint die Drogenabstinenz die einzige sinnvolle Perspektive der Abhängigen zu sein. Nur befreit von dem Zwang, Rauschmittel zu konsumieren, sei ein selbstbestimmtes und erfülltes Leben möglich. In Grundzügen ist dies nicht verkehrt. Die Möglichkeit der Drogenabstinenz sollte niemandem vorenthalten werden; die mit der Drogenabhängigkeit einhergehende Abhängigkeit von Institutionen und öffentlichen Hilfesystemen kann individuell eine starke Belastung und Einschränkung der Lebensqualität darstellen.
Betrachtet man die Vorbedingungen zur Aufnahme in die Heroingestützte Behandlung, wird jedoch rasch deutlich, dass sich diese Therapieform eben nicht mit dem erklärten Ziel von Entgiftung und Abstinenz in Übereinklang bringen lässt: Wir behandeln schwerstabhängige Patienten, bei denen alle bisherigen Therapieversuche keinen Erfolg erbrachten – oder zumindest keinen Ausstieg aus der Heroinabhängigkeit.
Führt man sich auf der anderen Seite die hohe Zahl der Drogentoten vor Augen, so wird deutlich, dass der Erfolg einer Drogentherapie nicht allein in der Entgiftung, sondern zunächst einmal im Überleben liegt. Aus diesem Grund kann die Entgiftung nicht das vorrangige Ziel einer realitätsnahen Therapieform für Schwerstabhängige sein, sondern bleibt als Sekundärziel einer Minderheit der Kranken vorbehalten.
Häufig finden sich im Verlauf der Substitution eigenständige Wünsche nach Dosisreduktion seitens der Behandelten. Diese können offen (»gib mir jeden Tag 10 mg weniger«) oder verdeckt (unvollständiges Aufbrauchen des Spritzeninhalts, unbeobachtetes Wegschütten) geäußert werden.

## Beikonsum

Der Beikonsum, also der Gebrauch anderer Drogen sowie nicht verschriebener Medikamente, stellt in der Methadonsubstitution eine wichtige Variable der Behandlung dar und kann in vielen Fällen zum Ausschluss des betreffenden Patienten aus der Behandlung führen.
Nach unserer Erfahrung ist es auch in der Diaphinsubstitution ein sinnvolles Ziel, den Beikonsum der Patienten im Therapieverlauf deutlich zu reduzieren und den Patienten hierdurch nicht nur gesundheitlich, sondern auch finanziell zu entlasten und somit Beschaffungskriminalität mit dem Risiko einer erneuten Straffälligkeit und Festnahme vorzubeugen.
Beikonsum stellt nur in seltenen Fällen eine rein medizinische Kontraindikation zur Heroingestützten Behandlung dar. Deshalb raten wir von der Sanktionierung des Beikonsums aufgrund positiver Testergebnisse ab, wie es in anderen Substitutionsformen z.T. gebräuchlich ist. An oberster Stelle zur Beurteilung des Beikonsums sollte in der Diaphinsubstitution das klinische Bild stehen. Verträgt ein Patient die ihm verschriebene Diaphindosis gut, kommt es nie oder nur selten zu einer deutlichen Bewusstseinseintrübung nach der Applikation und bestehen keine Zweifel daran, dass er den Weg von der Substitutionsambulanz nach Hause ohne Probleme und Risiko bewältigen kann, so ist ein gewisser Beikonsum hinzunehmen. Schwierig wird es, wenn durch Intoxikation mit anderen Rauschmitteln oder Medikamenten eine reguläre Behandlung mit Diaphin nur noch eingeschränkt möglich ist, der Patient die Abläufe in der Ambulanz verzögert oder gang- und standunsicher die Räume verlässt.
Ehe wir die einzelnen Beikonsummuster näher beleuchten, sollten wir uns zunächst vor Augen führen, welcher direkte Zusammenhang zwischen der verschriebenen Diaphindosis und

der Menge an Beikonsum besteht. Wie oben beschrieben kann die Substitutionsdosis in allen Substitutionsformen (Diaphin, Methadon, Subutex) zum Spielball zwischen Arzt und Patient werden. Machtfragen können sich an ihr entzünden und Arzt und Patient in einem Kreislauf aus Selbst- und Fremdbestimmung verstricken:

**Patient:** Wenn ihr mich nicht ausreichend substituiert, muss ich eben anderen Stoff besorgen.

**Behandler:** Wenn du deinen Beikonsum nicht einschränkst, müssen wir dich eben sparsamer substituieren.

**Patient:** Wenn ihr mich schlecht behandelt, ist die Substitution für mich nicht mehr attraktiv.

**Behandler:** Wenn du dich unseren Regeln nicht beugst, bist du selbst schuld, wenn du aus der Behandlung ausgeschlossen wirst.

Als hilfreich bei der Entflechtung dieser Dominanzgesten empfehlen wir die ganz offene, transparente Gestaltung der vom Patienten gewünschten Diaphindosis: Mit welcher Menge Diaphin möchten Sie gerne behandelt werden? Mit welcher Menge an Diaphin möchten Sie wirklich behandelt werden? Überraschenderweise wird die gewünschte Menge von vielen Patienten nicht über-, sondern untertrieben, sodass regelmäßige, intensive *Erkundigungen nach Wirkung und Nebenwirkung* von Diaphin zum hilfreichen Werkzeug des Substitutionsarztes gehört. Ebenfalls nachgefragt werden sollten hohe *Erwartungen* an das Präparat, *Enttäuschungen* oder positive *Überraschungen* in der Substitution.

Nur in Ausnahmefällen, bei dringlicher medizinischer Notwendigkeit, sollten Beikonsum und verschriebene Dosis miteinander in direkten Zusammenhang gebracht werden, etwa durch eine vorübergehende Einschränkung der Diaphindosis bei fortgesetztem hochdosiertem Beikonsum. Dieser stellt tatsächlich nur in sehr seltenen Fällen ein medizinisch relevantes

Problem in der Diaphinsubstitution dar; zu behandlungsrelevanten Komplikationen kommt es kaum.
Unserer Erfahrung nach ändert sich das qualitative Beikonsummuster während der Diaphinsubstitution kaum. Besonders zum Monatsanfang, wenn etwas Geld vorhanden ist, finden wir ganz ähnliche Konsumvorlieben wie vor Beginn der Diaphinsubstitution. Ein Patient, der seit Jahren regelmäßig Cannabis raucht, wird während der Diaphinsubstitution diese Vorliebe beibehalten. Hingegen lässt die Quantität des Beikonsums unserer Erfahrung nach deutlich – bis zu 80 % – nach. In vielen Fällen sinkt sie so weit, dass sie nicht mehr durchgehend in den monatlich durchgeführten Urinkontrollen nachgewiesen werden kann.

→ **Wichtig: Eine möglichst autonome Bestimmung der Diaphindosis führt in der Regel zu einer allmählichen, aber beständigen Reduzierung des Beikonsums.**

# 7 Wirkprinzipien der Heroingestützten Behandlung

## Die sieben Schlüssel zum Erfolg

### Substitution

Als Erstes ist in diesem Zusammenhang natürlich das Angebot einer geordneten an den jeweiligen Bedürfnissen des Patienten orientierten Substitution zu nennen. Diese kann nun, nachdem die Effektivität und Sicherheit einer Substitution mit Heroin schlüssig und methodisch sauber belegt wurde, mit dem Originalstoff Diaphin erfolgen. Erst dies schafft die Voraussetzung, um einen großen Teil dieser vorher als »nicht behandelbar« angesehenen Patienten wirksam behandeln zu können.
Wie schon weiter oben erwähnt, war ja die bisherige Substitutionsbehandlung, wie sie mit Methadon bzw. Polamidon und Buprenorphin erfolgte, nicht suffizient, da sie dem Patienten die von ihnen erwünschte psychopharmakologischen Effekte, nämlich die beruhigende, stabilisierende, symptomunterdrückende und schlafbegünstigende Opiatwirkung vorenthielt. Dies aufgrund der Tatsache, dass durch die Bindung von Methadon/Polamidon an Blutplasmaproteine und die geringe elektrische Ladung des Moleküls der Übertritt in das Gehirngewebe – im Unterschied zu Heroin – nicht möglich ist.
Da es sich bei den schwer Opiatabhängigen gemäß der neueren wissenschaftlichen Datenlage um an schwerwiegenden psychiatrischen Symptomen leidende Menschen handelt, die mit den gewöhnlichen Psychopharmaka nicht hinreichend be-

handelbar sind und sich deshalb mit Opiaten selbst zu behandeln versuchen (Selbstmedikation), kommen wir diesen jetzt mit dem Angebot der Heroingestützen Behandlung stärker entgegen. Mit den anderen Substitutionsmitteln ging ja die mindest partielle »Misshandlung« dieser Patienten bisher weiter. Denn man gab ihnen ein Mittel, welches zwar in der Lage war, die körperlichen Entzugserscheinungen zu vermindern oder zu verhindern, die jedoch aufgrund ihrer pharmakologischen Eigenschaften nicht im Gehirn wirksam wird und deshalb die psychopharmakologischen Wirkungen von Heroin nicht hatte. Dies ließ die Patienten praktisch ohne die für sie »notwendige« Wirkung bzw. den Schutz gegen ihre das Leiden an ihren psychiatrischen Symptomen. Eine solche Behandlung führt zwangsläufig dazu, dass sie mit anderen zentral beruhigenden Mitteln wie Alkohol, Benzodiazepinen, Tranquilizern und Cannabis einen sogenannten »Beikonsum« betreiben mussten. Dieser ist jedoch während der Substitution mit Methadon/Polamidon oder Buprenorphin per definitionem verboten und sollte bzw. muss zum Ausschluss aus der Behandlung führen. Aus diesem Dilemma haben sich viele Ärzte gerettet, indem sie ihren Patienten bescheinigten, dass sie mindestens auf dem »Weg der Besserung« seien und sich ihr Beikonsum zumindest verringere. Kritisch betrachtet läuft eine solche Substitution mit einem für viele Patienten ungeeigneten Mittel, verbunden mit einem Beikonsumverbot, auf eine weiterbestehende Nötigung zur Einnahme anderer psychoaktiver, insbesondere beruhigender Stoffe hinaus. Diese anderen Stoffe verursachen in der Regel erheblich mehr psychophysische und soziale Dysfunktionalität als die regelmäßige Applikation von Diaphin. Insbesondere die beim Beikonsum meistgebrauchten Stoffe wie Alkohol und Benzodiazepine führen nicht nur zu organischen Schäden, sondern rufen auch eine bedeutend größere Einbuße an Realitätskontakt und sozialer Funktionsfähigkeit hervor als die kontrollierte Heroineinnahme. Dazu kommt, dass aufgrund der weiter bestehenden Nötigung, diese Mittel auf dem illegalen Markt für Geld zu beschaffen, auch die Kriminalität zu einem erheblichen Prozentsatz erhalten bleibt. Diesem kann mit der Verabreichung eines geeigneteren Mittels (Diaphin) begegnet werden, sodass der Beikonsum in der Regel um deutlich mehr als zwei Drittel rückläufig ist bzw. in nicht wenigen Fällen von den Patienten ganz eingestellt werden kann.

**TABELLE 9** **Heilungsbegünstigende Bedingungen bei der Heroingestützten Behandlung.**

| **Förderliche Bedingungen** |
|---|
| Würdevolle Behandlung |
| Menschliche, zuverlässige Bedingung |
| Transparenz und Selbstkritik |
| Psycho- / soziodynamisches Verständnis |
| Supervision |

## Entbindung von Drogenszene und Kriminalität

Schon nach kurzer Zeit, oft schon nach Tagen, kommt es zu einem Rückgang der Kontakte der Patienten zur Drogenszene. Diese wird ja nicht selten als eine mit Erniedrigungen aller Art verbundene Wirklichkeit wahrgenommen. Dort herrschen Egoismus (»Ich brauche als Erster meinen Stoff, der Rest ist mir egal« usw.), Betrug (»Wie kann ich aus dem bisschen Stoff, den ich habe, noch mehr machen, indem ich es strecke oder auf andere Weise die anderen übers Ohr haue« usw.), Rücksichtslosigkeit, Misshandlung, Grobheit, Nötigung und Gewalt vor. Ein bekanntes Wort über die Verhältnisse auf der Drogenszene ist: »Auf der Szene gibt es keine Freunde«, das heißt *jeder* ist sich selbst der Nächste.

Kommen die Patienten nun in die Heroingestützte Behandlung, so kommt es meist sehr schnell auch zum Nachlassen der Beschaffungskriminalität, die nach unseren Erfahrungen um mehr als 90 % Prozent schon innerhalb der ersten Woche zurückgeht. Diese Verminderung bleibt auch dauerhaft erhalten. Im Verlauf treten in seltenen Fällen noch vereinzelte Betäubungsmitteldelikte auf, sehr selten mal ein Diebstahl und – mit Abstand am häufigsten – es kommt immer wieder mal zu einer Beförderungserschleichung (»Schwarzfahren«); dies trotzdem wir im Rahmen unserer Einrichtung auch dauerhaft Monatsfahrkarten für knapp die Hälfte des üblichen Preises anbieten und auch nahezu alle Patienten diese vergünstige Kaufmöglichkeit in Anspruch nehmen.
Die Entbindung von der Beschaffungskriminalität stellt eine dramatische Veränderung der Lebenswirklichkeit dieser Menschen dar. Es ist aus der Perspektive des Normalmenschen kaum nachvollziehbar, wie es sich anfühlt, wenn man statt – in oft selbsterniedrigender Weise – zwischen 10 und 20 Delikten pro Tag (so die Statistiken des Kriminologischen Forschungsinstitutes Niedersachen) begehen muss, um das notwendige Quantum Heroin zu beschaffen: ständig verbunden mit der Angst, entdeckt bzw. verhaftet zu werden, nun davon frei ist. Gewöhnlich ist der Lebenswandel eines Opiatabhängigen von einem ständigen Beschaffungsdruck bestimmt, da die Opiate nicht auf legalem Wege und angesichts der Kosten auch nicht mit legaler Arbeit zu beschaffen sind. Dies zwingt die Opiatabhängigen permanent zu kriminellen Handlungen und einem von Angst und ungeregelten Lebensumständen, unregelmäßigen Essen und Schlafen sowie einer Unmöglichkeit von regelmäßiger Arbeit und verbindlichen sozialen Beziehungen verbundenen Lebensstil. Dieser stellt an und für sich schon eine »harte Arbeit« dar, aber zugleich auch eine mit ständiger Erniedrigung verbundene Lebensweise.

Von diesen widrigen Lebensumständen setzt die Heroingestützte Behandlung in einem enormen Ausmaß frei, schafft Zeit, gestattet ein geordneteres Alltagsleben, vermeidet Prostitution, erspart Kriminalität, Erniedrigung, Gefängnisaufenthalte usw. Für die Patienten ergeben sich erstaunliche Entlastungen und Möglichkeiten, ihre Lebensumstände zu verbessern, sie überhaupt erstmal zu ordnen. Die Patienten machen auch in unerwartetem Ausmaß von diesen Veränderungsmöglichkeiten Gebrauch. Sie nehmen wieder Beziehungen auf, können ruhiger über sich nachdenken, ihre Freizeit wieder aktiv gestalten. Sie werden sich oft ihrer vorbestehenden sozialen Deprivation bewusster, nehmen verpasste Lebenschancen wahr, lernen – soweit vorhanden – ihre Lebensgefährten neu kennen und sind auch deprimiert über ihre Lebensumstände und fehlenden Perspektiven.

Gerade während dieser Phase der anfänglichen Entlastung und Umstellung sollte sorgfältig und supportiv begleitet werden – jedoch ohne den Patienten in irgendwelche Veränderungen hineinzubewegen, gar hineinzuzwingen (»Sie sollten jetzt mal entgiften«, »Sie sollten sich mal um ihre Familie kümmern« usw.). In fast allen Fällen ist es besser, dem Patienten sein eigenes Tempo zu lassen, ihn sich selbst in seinen Möglichkeiten und Begrenzungen entdecken zu lassen. Wir haben immer wieder erlebt, wie sehr Patienten doch an einem würdevollen und ihren Möglichkeiten gerecht werdenden Leben interessiert sind und sich auch nach den ihnen gegebenen Möglichkeiten darum bemühen – dies auch ohne äußere Anstöße oder Forcierung. Selbstverständlich ist eine aktive Unterstützung da angebracht, wo der Patient danach verlangt, uns mit einem Arbeitsauftrag versieht oder wir Hilfsbedarf und Unterstützungsmöglichkeiten erkennen können.

## Tagesstrukturierung und geordneter Lebenswandel

Vor Aufnahme der Heroingestützten Behandlung ist das Leben von schwer Opiatabhängigen von einem Tagesablauf mit eigenen Prioritäten bestimmt, dieser ist jedoch zwangsläufig von vielen Unwägbarkeiten durchsetzt. Er gestaltet sich in erster Linie aus dem Druck, sich das Opiat oder andere Beruhigungsmittel zu beschaffen und die dafür nötigen legalen und illegalen Tätigkeiten durchzuführen. Diese bestehen meist in der Begehung krimineller Taten zur Geldbeschaffung, Drogenhandel, Prostitution und der Jagd nach einer brauchbaren Beschaffungsquelle. Das Ganze ist von einer dramatischen Hektik, erniedrigenden Umständen und auch Gefahren begleitet. In vielen Fällen ist die Tagestruktur, je nach Beschaffungsdruck, Drogenbedarf und Intoxikationszustand, auch völlig chaotisch und kaum an festen Zeiten und Umständen orientiert.

Die Heroingestützte Behandlung beginnt mit einer Eingewöhnungsphase von einigen Wochen, in welcher der Patient dreimal täglich in die Räumen der Einrichtung erscheinen muss, um das Diaphin zu applizieren. Da die Beschaffungsaktivität und die Applikation auf der Straße entfallen, hat der Patient einen erheblichen Zuwachs an »freier Zeit«. Doch muss er jetzt dreimal täglich zu bestimmten Zeitpunkten in der Ambulanz erscheinen. Das bedeutet, dass er sich dreimal am Tag für 10–30 Minuten in der Einrichtung aufhält. Dies beinhaltet die Wartezeit, bis er in den Applikationsraum gelangt, den Zeitraum der Applikation selbst und die Nachbeobachtungszeit. Dazu kommen die Anfahrts- und Abfahrtszeiten zum Erreichen der Einrichtung. Werden für Letztere im Schnitt pro Weg 25 Min. veranschlagt, was ungefähr dem Durchschnitt entspricht, so hat er 6x25 Minuten und 3x15–30 Minuten an zeitlichem Aufwand für die Behandlung. Das macht in der Summe etwa 200–230 Minuten pro Tag. Bei einer Verringerung auf zwei

Vergaben pro Tag, was bei vielen Patienten eine realistisch durchführbare Option ist, kommt der Patient immer noch auf einen Zeitaufwand von 130–150 Minuten am Tag. Dazu kommen noch die Termine für die psychosoziale Betreuung und die ärztlichen Untersuchungstermine. Diese ganze Zeit muss er sich freihalten und sich so strukturieren, dass er diese Abläufe einhalten kann. Diese zeitliche Organisationsstruktur, die sich relativ gleichmäßig über den Tag verteilt, hält den Patienten naturgemäß zu einer ziemlich geordneten Organisation seines Tagesablaufs an. Eine derartig zeitlich und räumlich geordnete Tagesstruktur ist ihm während der Jahre oder Jahrzehnte der Drogenabhängigkeit praktisch völlig verloren gegangen. Der nun wieder vorhandene zeitliche Faden wirkt sich so aus, dass er die verbleibenden Termine, handele es sich nun um Schlafen, Essen, Einkaufen und Essen zubereiten, Wäsche waschen usw. oder seien sie persönlicher oder freizeittechnischer Art, nun um die Zeitstruktur der Vergabe herum organisieren muss. Zumeist verbleibt nur noch erstaunlich wenig »ungebundene« Zeit übrig, sodass sich sein Lebenswandel weitgehend an den Alltag eines gewöhnlichen Menschen angleicht. Darüber wird unserer Erfahrung nach die Gesundung und insbesondere die soziale Kompatibilität der Patienten erheblich begünstigt. Von daher fällt vielen nach einer Zeit von (meist mehr als zwei bis drei Jahren), wenn der Rückordnungsprozess in eine »normalisierte« Alltagsstruktur mit geordnetem Essen und Schlafen, adäquaterer Selbstfürsorge usw. gelungen ist, der Einstieg in eine Arbeitstätigkeit erstaunlich leicht; vor allem, was das Einhalten der Zeitstruktur angeht.

## Wertschätzung und Würdigung

Wir möchten diesen Abschnitt mit einem Zitat des Schriftstellers Franz Kafka einleiten. Dieser schreibt im Jahre 1903 an einen nahen Freund: »Wenn du vor mir stehst und mich ansiehst, was weißt du von den Schmerzen, die in mir sind, und was weiß ich von deinen. Und wenn ich mich vor dir niederwerfen würde und weinen und erzählen, was wüsstest du von mir mehr als von der Hölle, wenn dir jemand erzählt, sie ist heiß und fürchterlich. Schon darum sollten wir Menschen voreinander so ehrfürchtig, so nachdenklich, so liebend stehen wie vor dem Eingang zur Hölle.«

Im Umgang mit schwerstabhängigen Menschen scheint die Würdigung und Wertschätzung des Patienten mitunter schwieriger zu sein als z. B. bei der Behandlung eines Patienten mit Bluthochdruck oder einer Fraktur, bestimmen doch – bewusste und unbewusste – gesellschaftlich, kulturell und persönlich bedingte Vorannahmen und Wertungen ganz maßgeblich die eigene Haltung dem Süchtigen gegenüber – und damit das gesamte therapeutische Setting. Vorannahmen, Vorerfahrungen und nicht selten Traumatisierungen bestehen aber auch aufseiten des Abhängigen, die ihn äußert sensibel wahrnehmen lassen, ob ihm mit professioneller Freundlichkeit oder echter Wertschätzung und Würdigung begegnet wird.

Schwere Sucht und Abhängigkeit, insbesondere jene von Heroin, sind in der gesellschaftlichen Wahrnehmung untrennbar verbunden mit Assoziationen von Versagthaben, Kriminellsein, Charakterschwäche und Verwahrlosung, um nur einige zu nennen. Diese Werturteile – bleiben sie unreflektiert – fließen in die Begegnung zwischen Therapeut und Patient mit ein und können so die im Außen erlebte Stigmatisierung und damit Demütigung der Süchtigen fortsetzen – was kontraproduktiv für eine tragfähige Beziehung zwischen Arzt und Patient ist.

Die Entwicklung einer wertschätzenden inneren Haltung gegenüber diesen Patienten impliziert daher immer auch die Anfrage an mich selbst: Welche Vorannahmen lassen mich abwertend, überheblich usw. urteilen? Was verstellt mir innerlich den Weg zu einer echten Begegnung?
Der Erfolg der Behandlung ist untrennbar damit verbunden, ob es gelingt, aus einem therapeutischen Setting eine echte Begegnungen zwischen zwei Menschen zu gestalten: Ich hier als Mensch in meiner Rolle als Therapeut mit meinen eigenen – mitunter auch leidvollen – Erfahrungen, meinem Wissen, meinen Annahmen etc.; dort mein Gegenüber als Mensch, als Hilfesuchender, als jemand, der vielleicht nicht so viele gute Chancen im Leben hatte, aber auch – und dies ist enorm wichtig zu beachten – als ein Mensch, der sehr viel Leid erfahren musste. In der Vergegenwärtigung dessen, was es bedeutet, Schmerz zu erfahren, Leid auszuhalten, Stigmatisierung und Demütigung zu erleben und welch große innere Kraft dafür notwendig ist, trotzdem weiterzugehen, bleibt für die innere Haltung in der Begegnung mit diesen Menschen nur Demut. Die Würdigung des erlittenen Leids und das Bewussthalten des Menschseins als tiefste und grundsätzlichste Gemeinsamkeit ermöglicht eine innere Haltung und einen Umgang mit diesen Patienten, die von echter Wertschätzung, Mitgefühl und Fürsorge getragen ist und allein darüber den Behandlungsprozess entscheidend positiv mitbestimmen kann.
Anlass zur Wertschätzung kann uns sein, zu vergegenwärtigen, was diese Menschen durchgemacht haben, unter welchen entwürdigenden Umständen sie ihr Leben gestalten mussten, wie viele Möglichkeiten ihnen genommen wurden, wie sehr sie einen entwürdigenden Umgang erleben und erleiden mussten. Trotz dieser, in praktisch allen diesen Biografien auffindbaren, misslichen Umstände haben diese Menschen, mehr oder weniger entwürdigt, überlebt und stehen nach all dem vor uns.

Erst in jüngster Zeit ist es uns möglich, ihnen nahe zu sein, sie in ihrem Leid, in ihrem Geschädigtsein authentisch und ungefiltert wahrzunehmen. Schon diese Vergegenwärtigung als Geschädigte, vom »Schicksal« ungünstig Behandelte, als Leidende, ja Kranke, vermittelt eine ganz andere Perspektive auf diese Menschen, die uns vielleicht vordem als »schwierige Patienten«, »Gescheiterte«, »moralisch Abseitige« usw. erschienen sind. In unaufhaltbarer Weise wuchs unser Respekt, unsere Achtung und unser Wohlwollen diesen Patienten gegenüber, die unter entwürdigendsten Bedingungen in einem täglichen bedrohlichen Existenzkampf auf der Drogenszene leben und sich durchschlagen mussten. Und dies nicht zuletzt, weil die Medizin und Psychologie bisher nicht die angemessenen Modelle für die Herkunft von Abhängigkeit, die Wirkungen der sogenannten Suchtstoffe und geeignete Therapien entwickelt hatte.

Die Patienten erscheinen uns nach mehr als acht Jahren Behandlungspraxis und täglichem Umgang (wieder) als Mitmenschen, die Würde besitzen, sich an den richtigen Stellen bemerkbar machen, sinnvoll Kritik üben, für ihr Leben und auch für andere sorgen, sich um ihre Lebensumstände, ihre Beziehungen, ihre Kleidung und ihre Körperhygiene kümmern. Die jahrlange Erfahrung hat uns eines ganz sicher gelehrt: Jeder Mensch strebt nach Würde, ganz gleich, unter welch schwierigen Umständen er leben muss. Und: Bietet man einem Menschen eine Bedingung an, unter der er würdevoll existieren kann, so wird er diese Möglichkeit – in welchem Tempo und Ausmaß auch immer – fast immer annehmen und danach streben, wieder in Würde zu leben. Würdevolle Behandlung schafft Würde.

## Transparenz und Gerechtigkeit

Unsere Patienten stammen, das wurde schon weiter vorne beschrieben, zumeist aus desolaten Sozialisierungsbedingungen. In diesen haben Unfähigkeit, Grenzverletzung sowie fehlende Einfühlung, Problemlösungskompetenz und Verbalisierungsfähigkeit wie auch Willkür, Vernachlässigung und Gewalt, durch Rauschzustände enthemmte Eltern eine wesentliche Rolle gespielt. Transparenz, das heißt Offenheit, Klarlegung von Beweggründen und Berechenbarkeit von Handlungsabläufen war praktisch nicht gegeben. Genauso wenig wie die abwägende Eruierung von Sachverhalten, deren präzise Darstellung und das Nachdenken über allen Seiten weitgehend gerecht werdende Lösungen.

Überblickt man das Behandlungsgeschehen in der Heroingestützten Behandlung, so ist hier eine Situation potenzieller, ja teils zwangsläufiger zwischenmenschlicher Nähe und deren tägliche Wiederkehr als Dreh- und Angelpunkt des Behandlungsgeschehens zu betrachten. Auch diese Grundsituation bietet Raum für Willkür, Verbote, unnachvollziehbare Handlungen und Anordnungen wie auch autoritäres Verhalten aufseiten des Behandlungsteams. Man könnte in Bezug auf die Machtverteilung auch von einer stark asymmetrischen Konfiguration sprechen, die Tendenzen zu einem von den vorgenannten Merkmalen gekennzeichneten Verhalten durchaus Spielraum lässt.

Wir haben uns von Beginn an bemüht, diese, den Patienten ja durchaus gewohnten Verhaltensweisen, möglichst zu vermeiden. Das rief immer wieder langwierige Konflikte und Diskussionen hervor, ist aber unserer Ansicht nach für eine sachgerechte und erfolgreich Behandlung der Patienten unabdingbar. Sicher ist es eine Erschwernis, wenn man über vieles erst ausführlich mit diversen Mitarbeitern bzw. im Team sprechen und diskutieren muss, statt sich bequem an Regeln zu halten, nach dem Motto: »Das macht man halt so«, »das haben wir schon immer so gemacht«, »das ist so üblich« usf. Wir machten uns die Mühe, viele Dinge und Regeln noch mal selbstkritisch durchzudiskutieren und, unter Berücksichtigung der Patientenperspektive, eine allen soweit als möglich gerecht werdende Lösung zu finden und umzusetzen. Waren wir zu entsprechenden Ergebnissen gekommen, so verkündeten wir diese nicht nur den Patienten, sondern machten auch die zu ihnen führenden Diskussionen und Gesichtspunkte den Patienten nachvollziehbar und verständlich. Diese Verfahrensweise trifft nicht nur für Sachverhalte und Regeln, die für ganze Gruppe bzw. das ganze Behandlungsgeschehen gelten, zu, sondern auch für den Fall einzelner Patienten und den für diese Einzelfälle gestrickten Maßnahmen und Regeln. Wir bemühten uns stets nach allen Seiten um Offenheit, Durchsichtigkeit und Nachvollziehbarkeit dessen, was wir gemeinsam erarbeitet hatten.

Besondere Aufmerksamkeit ist einem Aspekt zu zollen, der die Menschen seit undenklichen Zeiten beschäftigt hat: Gerechtigkeit. Über dieses Thema lässt sich naturgemäß kaum etwas Abschließendes sagen und auch mit der Gerechtigkeit in konkreten Situationen ist es oft nicht einfach. Man kann sich also nur im Annäherungen an das Ideal von Gerechtigkeit bemühen. Doch darin sollte man investieren und immer wieder der Versuchung widerstehen, das Autoritäts- und Machtgefälle der Situation (wir die Macher und Bestimmer, die Patienten, die Machtlosen und Abhängigen) nicht zu missbrauchen. Es sollte nicht um die Frage gehen, wer sitzt am längeren Hebel, sondern immer um eine sachgerechte und ausgewogene Vergegenwärtigung der multiplen Facetten von Sachverhalten und Problemen wie auch die Suche nach einer angemessenen und möglichst gerechten Lösung. Dies mag in vielen Fällen nicht einfach, manchmal konfliktträchtig, in (fast) jedem Fall zeitaufwendiger sein, führt aber in der längeren Perspektive zu einer Vertiefung der Problemwahrnehmung, kreativen Lösungen und vor allem zu einem zuträglichen, Sicherheit vermittelnden Gesamtklima für alle Beteiligten. Überdies kann es viel besser zu einem Zusammenwachsen und dem Kompetenzzuwachs eines Behandlungsteams führen als dies die Favorisierung allzu einfacher, autoritär herbeigeführter »Lösungen« vermag. Wichtig ist uns dabei auch, dass wir mit einem solchen Stil die Patienten und ihre Perspektive ernst nehmen, offen für diese sind und uns in einer *für die Patienten spürbaren Weise* um Gerechtigkeit, Transparenz und Verbindlichkeit bemühen.

## Klarheit und Konfrontation

Unter Klarheit wird üblicherweise verstanden, dass etwas leichtverständlich und unmissverständlich ist. Klare Regeln etwa lassen wenig Raum für Missverständnisse. Klare Weisungen oder Ansagen erfordern wenig Nachfragen und greifen kurz und prägnant in Handlungsabläufe ein bzw. strukturieren diese.
In einer Behandlungseinrichtung zur Heroingestützten Behandlung sollte ein möglichst großes Maß an Klarheit herrschen. Die ist allerdings nicht so zu verstehen, dass Verhaltensspielräume möglichst in enge, harte und damit »klare« Regeln gezwängt werden sollen; Freiheiten maximal beschränkt werden. Natürlich geht es auch um eine Klarheit von Regeln, aber es geht auch um Klarheit in der Ansprache und im Umgang. Dabei ist immer auch die Patientenperspektive und das legitime Interesse des Patienten, vielleicht auch an ungeregelten Spielräumen, zu berücksichtigen. Klarheit in dem hier gemeinsten Sinne bedeutet, dass möglichst wenig Einschränkungen herrschen; beschränkt auf die wirklich essenziell notwendigen. Klare, einfache, nachvollziehbare, sachlich erklär- und herleitbare Regeln sind wünschenswert. Regeln von unklarer, nicht

bewusst hergestellter und durchdachter Herkunft sind zu vermeiden; sie erinnern leicht an Willkür und bringen auf ungute Weise das leidige Machtgefälle von Mitarbeitern und Patienten zur Geltung.
Neben feststehenden Regeln ist auch die Klarheit im Verhalten der Mitarbeiter von Bedeutung. Auch diese sollten ein berechenbares, weitgehend einheitliches, aber auch nicht jede Individualität ausschließendes, an den Regeln orientiertes Verhalten zeigen. Kommt es wiederholt zu Unklarheiten, so sind diese im Rahmen von Teambesprechrechungen anzusprechen und abzuklären. Die Abstimmung in Bezug auf eine Art »Vereinheitlichung« des Verhaltens der Mitarbeiter, die aber zugleich nicht zu weit geht und jeden individuellen Verhaltensspielraum eliminiert, kann manchmal doch Monate dauern; was ganz natürlich ist.
Neben den Grundregeln, die für den Ablauf der Heroingestützten Behandlung gelten, ist es auch wichtig, Klarheit darüber zu herzustellen, was für Mechanismen greifen, welche Art und Weise der Regelung es geben wird, wenn es zu Konflikten kommt. Das kann heißen, es gibt eine klar definierte Sanktion bei bestimmten »Vergehen« gegen die Regeln. Ist eine solche Sanktion (noch) nicht klar bestimmt, so ist – gegebenenfalls nach kurzer oder eingehender Diskussion – eine solche zu bestimmen und klar zu kommunizieren. Dieses Kommunizieren ist jedoch nicht nur als Weitergabe eines festgelegten Vergehens-Sanktions-Schemas zu verstehen, sondern es bedarf in den meisten Fällen der offenen Besprechung der (möglichen) Sanktionierung mit den betreffenden Patienten. Daraus können sich auch noch weitere Gesichtspunkte ergeben, um die Sanktion eventuell entsprechend individuell anzupassen.
Doch nicht nur Klarheit über Regeln und Sanktionen ist gefordert, sondern auch eine Klarheit darüber, wann und in welchen Situationen die Patienten, aber auch die Mitarbeiter geschützt

werden. Dazu kann es gehören, dass Beschimpfungen unterbunden werden, dass Ungerechtigkeiten kritisch nachgegangen wird, dass Regeln nachgebessert werden, wo dies angebracht oder erforderlich erscheint. Auch die sinnvolle Ermöglichung von Ausnahmeregelungen kann dazugehören. Klar sollte sein, dass Regeln nicht spontan abgeändert werden, sondern nur nach hinreichender Eruierung und Diskussion und dann auch in Rücksprache mit den Patienten. Bedeutend ist auch, dass den Patienten klar ist, in welcher Weise die Dosierungen gestaltet werden und wie und warum Abänderungen erfolgen. Auch das Versäumen von notwendigen Arztbesuchen sollte mit einer klaren Reihenfolge von Folgehandlungen (erneutes Gespräch, Ermahnung, Hinweis auf zeitweilige Substitutionsunterbrechung) versehen sein.
Aufgrund unserer Erfahrungen erscheint es uns für die Gesamtatmosphäre – und damit das therapeutische Milieu – einer solchen Einrichtung zentral, dass Konfrontation und Klärung in einer von größtmöglicher Klarheit, Verbindlichkeit und Berechenbarkeit geprägten Weise erfolgen.

## Neuerfahrung, Umlernen, Nachreifung

Jene Patienten wie sie typischerweise in die Heroingestützte Behandlung gelangen, kommen aus einem ungeordneten, ja meist chaotischen Lebens- und Alltagsmilieu. Sie sind nicht oder nur wenig an zeitliche Schemata gebunden, ihr Leben ist von einer Vielzahl ängstigender und erniedrigender Tätigkeiten durchsetzt, sie leben in einer Welt von unzuverlässigen Beziehungen.
Treten diese Menschen in die Heroingestützte Behandlung ein, so müssen sie ja schon vor dem ersten Behandlungstag zum Info- oder Vorgespräch sowie den im Vorfeld erforderlichen Untersuchungen sich zu definierten Zeitpunkten in einem zu-

rechnungsfähigen Zustand an einen bestimmten Ort einfinden. Beginnt die Behandlung, so müssen sie sich vom ersten Tag mehrfach täglich an die Zeiten der Vergabe und die anderen Termine (psychosoziale Begleitung, ärztliche Untersuchungen, Gruppenbesuche) halten. Dies gelingt den meisten Patienten erstaunlich gut, was nicht zuletzt damit zu tun haben dürfte, dass diese Patienten würdelose, erniedrigende und gesundheitsgefährdende Umstände verlassen können, wenn sie diese Behandlung aufnehmen können. Die Loslösung aus derartigen Umständen dürfte sicher jedem Menschen leichter fallen als die aus Umständen von Würde und sozialem Status. Gibt es anfangs wiederholt Schwierigkeiten mit den zeitlichen Rahmenbedingungen, so verlieren sich diese meist in den ersten Wochen der Behandlung.

Es gibt allerdings eine kleine Gruppe von Patienten, die dauerhafte Schwierigkeiten mit der Einhaltung der zeitlichen Rahmenbedingungen zeigt. Diese bedürfen einer stärkeren Hilfestellung und Lenkung. Darum soll es hier jedoch nicht gehen. Vielmehr geht es um die Prozesse des Umlernens, des Erlernens von an zeitliche Strukturen gebundener Alltagsgestaltung. Diese basale Zeitstruktur stellt eine Basis für das Gelingen der Wiederherstellung eines würdevollen und geregelten Alltagslebens dar.

Ist diese Zeitstruktur verinnerlicht, so kann sich auf dieser Basis, oder besser: um diese Struktur herum, eine weitere Normalisierung des Alltagslebens vollziehen, über die in anderen Abschnitten dieses Buches berichtet wird.

Die über die alltäglichen Behandlungskontakte sich herstellende Kontinuität und Verbindlichkeit von Abläufen und persönlichen Kontakten zwischen Patienten und Mitarbeitern bietet die Möglichkeit, ja ermöglicht es fast zwangsläufig, dass die Patienten hier neue Erfahrungen von Zugewandtheit, Freundlichkeit, Rücksichtnahme und Wohlwollen machen. Erfahrungen, welche fast alle diese Patienten über lange Jahre, wenn nicht sogar überhaupt in ihrem Leben, vermissen mussten. Die täglich mehrfache »Neuerfahrung« im Rahmen des Milieus der Behandlung, wenn es denn die meisten der im Buch beschriebenen Voraussetzungen erfüllt, hat eine nicht zu unterschätzende Einwirkung auf das äußere und innere Leben dieser Menschen. Sie nehmen sich selbst wieder als würdevolle Subjekte, als – mindestens in diesem Spezialmilieu – ernst genommene und undiskriminierte Personen wahr. Rücksicht, Klarheit, Wohlwollen und Kontinuität werden alltäglich erlebbar und prägen über die Jahre der Behandlung die Erfahrungswelt dieser Menschen um. Sie machen eine kontinuierliche Neuerfahrung und verändern sich; unmerklich zunächst, dann immer spürbarer, in Richtung auf eine Normalisierung des zwischenmenschlichen Umgangs. Und, was noch wichtiger ist: Sie nehmen sich zunehmend wieder als Menschen mit Würde und eigenem Stand wahr. Was wir fanden scheint selbstverständlich, war es uns und den Patienten zunächst aber nicht: *Kein Mensch will ohne Würde leben; und wenn man ihm eine würdevolle Umweltbedingung anbietet, so wird er wieder zu Würde finden und von sich aus versuchen wieder ein würdevolles Leben zu führen.* Im Kern geht es bei der »psychosozialen Gesundung« dieser Patienten genau darum.

# 8 Die Patienten

## Der »schwer erträgliche Patient«

Das Miteinander ist ein schwieriges Geschäft, so kompliziert, dass man sich manchmal nicht anders zu helfen weiß, als spannungsreiche Situationen zu beenden: *Geh mir aus den Augen. Ich kann dich nicht mehr sehen. Lass mich in Ruhe.*

Wie gestalten wir aber das Miteinander mit Patienten, die genau solche Gefühle in uns auslösen, mit Patienten, die uns unerträglich sind?

*Uns unerträglich.* Sprechen wir vom Erträglichsein einer Beziehung, so ist eins vielleicht überraschend: Während wir eigentlich über unseren Patienten sprechen sollten, reden wir als Beziehungspartner zunächst über uns selbst. Einen Patienten unerträglich finden, dies beschreibt in erster Linie das Empfinden des Therapeuten: Kann ich den Patienten aushalten? Kann ich ihn in seiner Andersartigkeit und Fremdheit um mich haben, seine »Marotten«, sein unangepasstes, unbequemes Verhalten und seine – vielleicht von Verachtung geprägte – Art der Beziehungsgestaltung ertragen?

Wenn wir aus psychiatrischer Sicht Patienten beschreiben, die in ihrem Verhalten, ihrer Beziehungsführung stark vom Gewohnten und Erwünschten abweichen, so wird häufig das Wort »Persönlichkeitsstörung« verwendet. Dieser Begriff weist auch auf das Umfeld des Patienten hin, auf seinen sozialen, gesellschaftlichen Hintergrund. Indem wir die Schwierigkeit, die sich für uns im Miteinander mit dem Patienten zeigt, auf dessen Persönlichkeit zurückführen, bleibt unser Anteil, nämlich

das Abweichen des Patienten von *unseren* Werten, Zielvorstellungen, Konventionen, nicht selten unbewusst.
Wenn im Wald ein Baum umfällt, und es ist niemand dabei – entsteht dann ein Geräusch? Nein, denn die Wahrnehmung eines Zustands kann nur mittels eines Beobachters gelingen. Man kann das auf die Beziehung zu Patienten übertragen, die wir ja nie unbeobachtet erleben. Ein Patient mag schwierig sein, störend, gar unerträglich – das wird aber naturgemäß immer nur in Anwesenheit von Interaktionspartnern spürbar. Ein Patient ist somit nicht von sich aus gestört, die Spannungen und Unerträglichkeiten liegen viel mehr auf der Ebene der Interaktion und umfassen beide Partner der Kommunikation.
Liegt eine als schwierig empfundene Beziehung zwischen Behandlern und Patienten vor, so sind somit auch die Behandler ein Teil des »Problems«, ein Teil der problematischen, infrage gestellten Beziehung. Auch aufseiten der Therapeuten gilt es von daher Möglichkeiten zu finden, um die beeinträchtigte oder gar bedrohte Beziehung zum besseren Gelingen zu bewegen.
Für die Bearbeitung solcher Probleme ist daher eine besondere Suchhaltung notwendig: In welcher Stellvertreterfunktion begegne ich meinem Patienten, sodass er mir gegenüber die Interaktion so schwierig zu gestalten scheint? Was kann ich tun, damit es ihm und uns gelingt, ihn aus seinen gewohnten Verhaltensmustern und den dahinterliegenden Wahrnehmungsmustern langsam zu lösen, ohne ihn zu verunsichern, zu entwurzeln oder zu beschämen? Oder als Alternative: Wie kann ich den Patienten ertragen, obwohl er unerträglich scheint?
Der Begriff der Erträglichkeit weist in seinem Doppelsinn auch auf eine andere Komponente der therapeutisch inspirierten Behandlungs- und Begleitungskunst hin. Führt mein therapeutisches Bemühen zu einem Ziel, trägt es Früchte, bringt es einen Ertrag ein – ist es *erträg*lich? Und vor allem – bringt der Patient

den Ertrag freiwillig und spontan ein? Bedankt er sich für die Behandlung, lobt er seinen Arzt, zeigt er ihm die Verbesserungen, die sich durch die Behandlung eingestellt haben? Oder: verweigert er mir seine Anerkennung des Behandlungserfolgs, bricht er die Regeln, übertritt er meine Grenzen, verhält er sich eventuell absichtlich gegen meine ärztlichen Empfehlungen? Bleibt er absichtlich krank, störend oder abweichend?
Wir führen uns vor Augen: Besonders gegenüber Patienten der Diamorphinbehandlung ist es zunächst einmal riskant, Erträge einzufordern. Eine fordernde, abfragende, kontrollierende Haltung deckt sich mit Vorerfahrungen der Patienten, mit Forderungen, Geboten, die nicht erfüllt werden konnten. Auch wenn wir von unseren Patienten das hohe Ziel der Drogenabstinenz nicht ausdrücklich fordern, begegnen wir ihnen dennoch mit einer Reihe von Ansprüchen, die einen Ertrag einfordern: *Sei dankbar; zeige ein höfliches Benehmen; passe dich an; letztlich: werde uns ähnlicher.* Diese anspruchsvolle therapeutische Haltung, den Patienten in seinem Anderssein abändern zu wollen, seinen Weg in das »Normal-Sein« über das ihm aus Selbsttätigkeit mögliche Maß hinaus beschleunigen zu wollen, kann den Therapeuten auf der Interaktionsebene in problematische und oft unbewusste Stellvertreterrollen bringen und in nicht wenigen Fällen den Therapieerfolg gefährden: Mit dieser Haltung agieren wir in der Perspektive vieler Abhängige als Stellvertreter eines Gesundheitssystem, das die Bedürfnisse der Schwerstabhängigen bisher nur unvollständig berücksichtigt und ihnen nur unzureichende Therapieangebote zur Verfügung gestellt hat. Der professionelle Umgang mit schwererträglichen Patienten verlangt uns vieles ab. Wir müssen besonders achtsam sein, uns ständig unser Empfinden und Handeln reflektieren; letztlich umso mehr an einer Brücke bauen, je weniger der Patient in der Lage ist, uns entgegenzukommen.

→ **Anregung** Sich Formulierungen, die *Ertrag einfordern*, vor Augen führen:

- »Wer sich hier nicht anpasst, hat hier nichts zu suchen.«
- »Die Patienten kommen doch draußen auch gut zurecht. Beim Bäcker musst du dich auch benehmen, sonst wirst du nicht bedient. Warum gelingt das hier nicht?«
- »Der hat in zwei Jahren nicht ein einziges Mal guten Morgen gesagt.«

Welchen Ertrag hat man selbst heute von seinen Patienten gefordert? Probehalber für einen Moment aus der Rolle als Interaktionspartner heraustreten und sich aus der Außensicht als Stellvertreter für Vorangegangenes, Misslungenes wahrnehmen. Wen mag der Patient wohl meinen, wenn er Verachtung zeigt, eine Regel verletzt usw.?

## Von Tätern und Opfern

Der Therapiebeginn in einer Ambulanz der Heroingestützten Behandlung kann für viele Patienten einen echten, fundamentalen Neubeginn darstellen, eine neuartige Begegnung mit dem Gesundheitssystem, das zuvor für diese Menschen praktisch selten in seiner helfenden Funktion wahrnehmbar war. Hier liegt quasi eine vorgegebene Bruchstelle vor, an der Beziehungsmöglichkeiten sich entwickeln oder scheitern können.
Ein Klima von Entängstigung und der weitgehend akzeptierenden Annahme der Patienten kann als Katalysator für tief greifende, langsame – aber nachhaltige – intrapsychische und soziale Veränderungsprozesse wirken. Zu den Säulen der Behandlung in einer Substitutionsambulanz mit empathischer und anteilnehmender Grundhaltung gehören Fürsorge (*Sorge tragen, eigene und fremde Sorgen zulassen und aushalten*),

Zuwendung (*sowohl versorgend, spendend als auch figurativ als Haltung im Gegensatz zur Abwendung*) und Beständigkeit (*beistehen, Stand-halten*).

## Behandlungsbeginn: Die Opferperspektive

Nicht alle Schwerstabhängigen teilen die klischeehafte »Junkie-Biografie« vom Reißbrett: Kriminalität, Haft, Prostitution, Infektion. Dennoch finden wir in den Lebensläufen unserer Patienten häufig einen gemeinsamen Nenner: oft psychosoziale Vernachlässigung und Misshandlung während Kindheit und Jugend, gefolgt von Problemen oder Scheitern in Schule und Ausbildung, wechselhafte, instabile Beziehungsmuster – und schließlich die Drogenszene mit ihren entwurzelnden, kriminalisierenden, traumatisierenden und stigmatisierenden Einflüssen.
Nahezu alle unserer Patienten kommen in einem Zustand von Hilflosigkeit und einem Empfinden von Abgelehntwerden in die Heroinsubstitution. Wir als Helfer können durch unser »Entgegenkommen« (das heißt die Verschreibung von Diaphin) mit dem – zuvor als »unbehandelbar« distanzierten – Patienten in eine potenziell sympathische Nähe kommen. Das kann unsere Wahrnehmung ihrer schwachen und starken Seiten stärken.
Aus der Sicht des diaphinverschreibenden Arztes und in Kenntnis der verschlungenen, oft traurigen Lebensläufe gelingt es leichter, die Patienten als Opfer zu betrachten. Dies kann in starken Kontrast zur der in der öffentlichen Meinung verbreiteten Täter-Sichtweise geraten, die den Schwerpunkt auf das Erlebte legt: *Opiatabhängige sind Straf-Täter, Gewalt-Täter an anderen und an sich selbst.* Wir Behandler hingegen sind dem Ist-Zustand der Patienten ganz nah: Ihre elende Situation, die biografische Verstrickung in Erhaltungskreisläufe von psychischem Missbefinden, Drogenkonsum, Beschaffungsdruck, Verelendung, Kriminalität, Verwahrlosung, Entrückung und

vorübergehender psychischer Stabilisierung durch die Droge. Durch Vergegenwärtigung dieser Rahmenbedingungen können Behandler eine Sichtweise und Umgangsformen generieren, in der Opfer-Anteile der Patienten berücksichtigt und anerkannt werden.

**ABBILDUNG 10** Patient als Opfer / Täter: Zustand zu Behandlungsbeginn

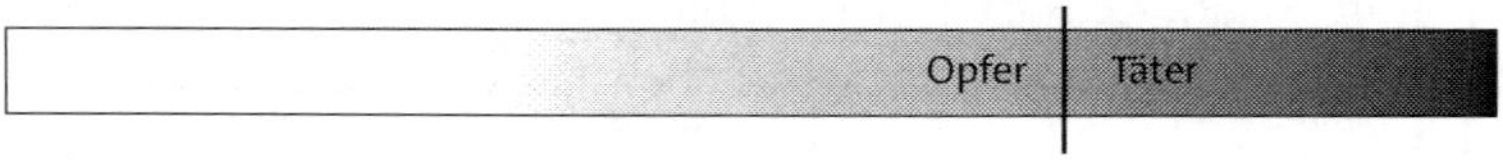


Die Bemühung um eine solche realitäts- und patientengerechte Betrachtungsweise ist von hohem Wert. Sie wird auch durch betroffene Patienten meist erstaunt und erfreut hingenommen. Gelegentlich wird Dankbarkeit gezeigt, manchmal Unglauben, jetzt tatsächlich mit Heroin substituiert zu werden. (In Einzelfällen wird offen angezweifelt, ob es sich bei Diaphin tatsächlich um Heroin handelt oder nur um einen minderwertigen Ersatzstoff.)
Es kommt relativ selten zu Regelübertretungen. Gewalt oder Drohungen im Substitutionsfeld sind bei der Heroingestützten Behandlung nicht nur die Ausnahme, sondern praktisch nicht vorhanden. Dies wird auch durch die umfangreichen Erfahrungen aus der Schweiz voll bestätigt.

## Behandlungsverlauf: Täteraspekte treten auf

Im Behandlungsverlauf finden wir bei manchen Patienten allerdings eine prototypische Wandlung, eine Wendung hin zum Problematischen, Unangenehmen. Gelingt die erfolgreiche Eingliederung in das Ambulanzsetting, lässt sich in diesen Fällen – als Ausnahme, aber doch so häufig, dass sich der Blick darauf lohnt – eine besondere Form der Veränderung ausma-

chen. Während ein Großteil der Behandelten einen Zugang zu der entspannten Atmosphäre mit Anklängen an beinahe familiäre Zusammengehörigkeit (bei 30–50 Patienten) findet, zeigt sich bei einer Minderheit der Patienten eine andersgeartete Wandlung. Anfängliche Höflichkeit nimmt plötzlich Züge von widerwilliger Unterwerfung in das Behandlungssetting an. Regeln, die ein maßvolles Miteinander gewährleisten, werden als bedrohlich, anmaßend, mutwillig, autoritär dargestellt. Der vertrauliche Umgangston, das Duzen, kann von manchen Patienten plötzlich als Übergriff in die neu gewonnene Privatsphäre gedeutet zu werden und wird von ihnen in verächtlichem, abfälligem Tonfall verwendet. Diskussionen kommen auf, es wird laut diskutiert, gefeilscht, auch beschuldigt, unterstellt, Vorhaltungen gemacht.
Eine wesentliche atmosphärische Veränderung findet statt: Die Vertraulichkeit scheint abzunehmen. Patienten zeigen sich auch von ihren schlechten Seiten, verachtend, unsympathisch, verschlossen, impulsiv, radikal.
Wo sich zuvor die Entwicklung von Selbstfürsorge andeutete, kann in solchen Phasen Eigensinn und Eigennutz in den Vordergrund treten (beide Begrifflichkeiten – wichtige, unentbehrliche Eigenschaften – sind bei Patienten negativ besetzt). Das überrascht viele Therapeuten, erwischt sie unvorbereitet, kalt, als herbe Enttäuschung. Zu groß war die Versuchung, die in der Substitution angekommenen Patienten als »liebe, arme Abhängige« zu sehen – als Opfer.

## Opferperspektive

- *»Man muss denen nur ein bisschen auf die Sprünge helfen, dann wird das schon wieder.«*
- *»So wie ich hat denen noch keiner geholfen, darum ging es ihnen ja auch so schlecht.«*

- *»Dem hat ja seit Jahren niemand mehr richtig zugehört.«*
- *»Im Knast hat der Arme keine Chance, da geht der hoffnungslos unter.«*
- *»Kein Wunder, dass die bisherigen Therapien alle gescheitert sind – so eine tolerante Haltung wie bei uns ist heutzutage ja kaum noch zu finden.«*

An dieser Stelle kann es zu herben wechselseitigen Enttäuschungen kommen, die auch in einem Beziehungsabbruch münden können. Neben den Opferaspekten der Patienten gelangen plötzlich Täteranteile in das Blickfeld ihrer Therapeuten: Egoistisch, gierig, undiszipliniert, rücksichtslos, fordernd, laut, impulsiv, aggressiv, bedrohlich, gewalttätig. Wir erleben unsere vormals zugewandten, angepassten Patienten als trotzig, mutwillig störend, widerwillig, sogar hämisch, zynisch, herablassend und schadenfroh.

**ABBILDUNG 11 Zustand nach einiger Behandlungszeit: Opfer- und Täteranteile nebeneinander**

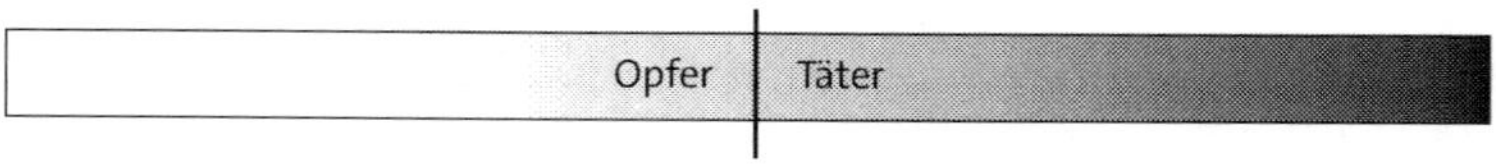


Was ist passiert? Hat die Therapie nicht angeschlagen? Funktioniert »es« nicht? Waren alle Befürchtungen vielleicht doch nicht ganz unbegründet? Immerhin – wir erinnern uns – haben wir es mit therapierefraktären Abhängigen zu tun, an deren schon ganz andere Therapeuten gescheitert sind. Wollen die vielleicht gar nicht, dass es ihnen besser geht? Sind sie vielleicht wirklich »unveränderbar«, unheilbar abhängig, strukturell tief gestört? Hat es überhaupt Sinn, sich damit zu beschäftigen, oder sollte man seine therapeutischen Bemühungen nicht vielmehr dankbareren Patienten mit vermeintlich besserer Prognose zukommen lassen?

**ABBILDUNG 12** **Patient als Täter: Rollenwechsel im geschützten Behandlungssetting**

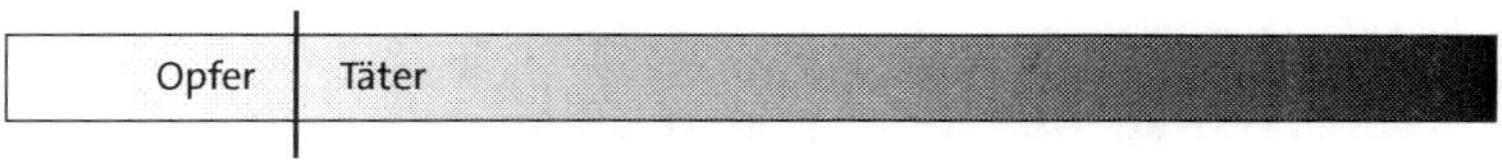


## Fallbeispiel

### a.) Die Situation

Eine typische Situation aus unserer Ambulanz: In der Hausordnung ist geregelt, dass Patienten vor der Vergabe nicht im Eingangsbereich auf dem Fußweg vor dem Haus warten sollen, sondern pünktlich kommen und gleich in das Wartezimmer hinaufgehen. Herr H. kommt – zusammen mit einigen anderen Patienten – dennoch regelmäßig zu früh und wartet unten vor der Tür. Auf Nachfrage berichtet er, er richte sich nach den Uhren an der Straßenbahnhaltestelle, komme also pünktlich, unsere Uhren gingen vielleicht falsch. Darüber hinaus könne man ihm nicht vorschreiben, wo er seine Freizeit verbringe, die Straße gehöre schließlich niemandem. Er reagiert ungehalten, gereizt, zeigt sich provoziert, geht in die Defensive, wird misstrauisch, wittert, man habe etwas gegen ihn und man wolle ihn aus der Behandlung ausschließen.
Herr H. zieht sich in Gesprächen mehr und mehr zurück, dämpft die gemeinsame Beziehung, versucht anscheinend aus ihr auszutreten. Er kommt aber weiter regelmäßig zu früh und regt auf diesem Weg eine Kontaktaufnahme durch die Therapeuten an, interagiert also nonverbal. Die Verkettung von Regelübertretungen, Ermahnungen und gereizten Diskussionen führt schließlich zum wiederholten unangekündigten Fernbleiben des Patienten aus der Substitution. Das hierdurch herbeigeführte protrahierte Entzugssyndrom spannt die Situation weiter an. Schließlich kommt es zu einem Moment der gewaltsamen Entladung: Der deutlich entzügige, gereizte Herr H.

schreit, packt einen Mitarbeiter und schüttelt ihn – eigentlich ein Grund für den sofortigen Behandlungsausschluss.
Wie ist die Beziehung zu retten?
Wir bemühten uns um eine Rückübersetzung des nonverbalen Verhaltens, der Gesprächsverweigerung, der Aggressivität unseres Patienten in eine Sprache der therapeutischen Begegnung.

**Th1** Ich glaube, Sie wissen genau, dass Sie eine Grenze überschritten haben.

**Pat** (In sich gekehrt) Weiß ich. Tut mir auch leid. (Will aufstehen und gehen)

**Th2** Und dass wir eigentlich so nicht weitermachen können. So arbeiten wir hier nicht. Gewalt ist eindeutig gegen unsere Regeln. Jetzt muss etwas passieren, so können wir nicht weitermachen.

**Pat** (aufbrausend) Ja, dann macht doch! Da warte ich doch nur drauf! Schmeißt mich doch raus, das ist es doch, wo es drauf hinauslaufen soll! Das merke ich schon eine ganze Zeit.

**Th1** Sie sind richtig sauer auf uns. Das kann man merken. Darum suchen wir jetzt eine Lösung, die gut für uns alle ist.

**Pat** Natürlich bin ich sauer! Alles wird hier geregelt, alle gängeln mich. Nicht mal auf dem Bürgersteig kann ich stehen! Dabei ist das meine Zeit, meine eigene Freizeit. Da draußen hat mir niemand etwas zu sagen.

**Th1** Es ist Ihnen wichtig, selbst über sich bestimmen zu können. Und über Ihre Zeit.

**Pat** (ruhiger) Na klar ist mir das wichtig.

**Th2** Und so, wie wir alle das im Moment machen, klappt es wohl nicht richtig. Den Eindruck haben wir wenigstens, dass es so nicht mehr klappt.

**Pat** Es klappt auch nicht. Wenn ich nur wüsste ... (murmelt etwas).

**Th1** Sie machen sich viele Gedanken, wie es so für Sie weitergeht. Den Eindruck haben wir. Und es ist doch ganz gut, auch mal drüber zu sprechen.
**Pat** Wenn ich nur wüsste, wie ich sonst noch behandelt werden kann, würde ich da hingehen.
**Th2** Ihnen ist es wichtig, selbst Lösungen zu finden und nicht immer die Lösungen von anderen zu bekommen. Dass Sie auch aus eigener Kraft etwas finden.
**Th1** Wollen Sie mal eine andere Therapieform ausprobieren? Nur mal ausprobieren, und hier bei uns eine Pause einlegen?
**Pat** (überrascht) Könnte ich das machen? Ginge das?
**Th2** Wir setzen uns morgen mal in Ruhe zusammen, schlage ich vor, und sprechen über Alternativbehandlungen. Und dann können Sie ja selbst entscheiden, in welche Richtung sie gehen möchten.

**b.) Rückübersetzung des Konflikts**

Der Patient hat erstaunt reagiert, als wir ihn auf seinen Wunsch angesprochen haben, die Therapie zu wechseln. Und das, obwohl er seiner Unzufriedenheit mit dem sehr strukturierten Setting unserer Ambulanz auf vielfältige und stärkste Weise ausgedrückt hat: Durch verbale und körperliche Gewalt. Das dem Patienten unerträgliche Gegenüberstehen seiner gleichzeitigen Wünsche nach Autonomie einerseits und Sicherheit und Geborgenheit andererseits führte auf seiner Seite zu einer Verschiebung der »Schuld« auf unsere Seite: Wir würden ihn ausschließen, fertig machen, loswerden wollen.
Wichtig ist, an dieser Stelle die intensive, körperlich gewordene Beziehung zurück auf eine gemeinsame Gesprächsebene zu holen; die Beziehung auszuhalten und zu halten. Hierbei ist auch auf Regeln zu verweisen (z. B. möglicher Ausschlussgrund), was Halt und Struktur bieten kann. Im beschriebenen Fall konnte aber gerade die Fühlungnahme und die Rücküberset-

zung des misslungenen Interaktionsversuchs unseres Patienten (»Ich möchte mehr Unabhängigkeit und Eigenverantwortung«) das Ausspielen der Regeln gegen ihn – den Ausschluss aus der Behandlung – verhindern, ohne ihn seiner Möglichkeiten zu berauben, den künftigen Therapieweg eigenständiger zu gestalten.
Zugleich sollte den eingeschränkten Fähigkeiten der Patienten zur eigenständigen Veränderung ihrer Lebenssituation Rechnung getragen werden. Der einschneidende, Angst machende Schritt zum Behandlungsausstieg kann nicht immer problemlos und »pflegeleicht« vollzogen werden. Unter Umständen steht hinter Unangepasstheit, störendem Verhalten, wiederholten Konflikten mit dem behandelnden Personal auch der verdeckte Wunsch, die Therapie endlich zu verlassen, einen bislang sicheren Ort zurückzulassen und ein Leben ohne Diaphin zu beginnen.

### c.) Weiterführende Perspektiven

Nicht immer ist eine Lösung einer in diesem Maße konfliktbeladenen Situation möglich. Herr H. entschied sich dafür, die Diaphinsubstitution zu verlassen. Die Anschlussbehandlung mit Methadon nahm er jedoch nur einen einzigen Tag in Anspruch. Anschließend entschied sich der Patient für einen kalten Entzug. Seither lebt er opiatabstinent. Den konflikthaften Ausstieg aus der Diaphinsubstitution erwähnt er ehemaligen Mitpatienten gegenüber regelmäßig. Häufig sucht er schriftlichen Kontakt mit dem Behandlerteam und wirft diesem mangelhafte therapeutische Fähigkeiten vor.
Trotz Abbruch der eigentlichen pharmakologischen Behandlung besteht also die therapeutische Beziehung somit fort und drückt sich in einer vorwurfsvoll-klagsamen Haltung des Patienten und dem Aushalten dieses Unbefriedigtseins durch das Team aus. Die Substitutionsambulanz scheint für Herrn H. ein

fester Bezugspunkt im Koordinatensystem aus Abhängigkeit und Autonomie, Integration und Ablehnung darzustellen.

## Täter-Sein: Integration oder Abspaltung

Bei der Betrachtung von Opfer- und Täteraspekten ist es wichtig, sich um Vervollständigung der Wahrnehmung zu bemühen.
Fassen wir zusammen: Im engeren Kontakt mit Heroinsubstituierten treten Täteraspekte der Behandelten in den Vordergrund, die unangenehm sind, stören, eventuell die Abläufe in der Substitutionsambulanz ernsthaft behindern oder sabotieren. Doch wie kommt es zum Hervortreten dieser Täteranteile, wo doch das annehmende Behandlungsumfeld gerade zu einer »Besserung« der Patienten führen sollte?
Hier hilft eine Betrachtung des Täter-Seins der betroffenen Patienten weiter. Die meisten Patienten in unserer Substitutionsbehandlung können auf eine gleichermaßen facettenreiche Täter- wie Opferbiografie zurückblicken. Problematische Lebensläufe sind die Regel, Erschütterndes keine Seltenheit. Vielen Patienten gelingt eine Integration der bedrohlichen, ängstigenden, zermürbenden Erlebnisse nur unvollständig oder gar nicht. Dennoch haben viele schwerstabhängige Patienten einen aushaltbaren Weg gefunden, mit diesen schwer fassbaren, mitunter unaussprechlichen und unausgesprochenen Erinnerungen zu leben. Dieser Modus vivendi ermöglicht ihnen zwar keine angemessene Bewältigung oder gar Überwindung des Erlebten, doch er hält den Leidensdruck auf einem erträglichen Niveau.
Aus der Psychoanalyse kennen wir den Begriff der Introjektion, der Hereinnahme von Eigenschaften der äußeren Beziehungs-

welt in das Innere, eine Verinnerlichung von psychologischen Funktionen äußerer Repräsentanzen. In der Psychotraumatologie wird dies um den Begriff des *Täter-Introjekts* ergänzt: Das traumatisierende System wird in das Selbst aufgenommen, es wird ein Teil davon, es wird somit auch kontrollierbarer und verstehbarer. Traumatisierende Instanzen können somit noch lange nachwirken, auch wenn die eigentlichen Aggressoren – z. B. aus dem Elternhaus – längst außer Sicht sind.

Doch warum kommen diese Täteraspekte gerade in der annehmenden, empathischen Heroinsubstitution zum Vorschein? Der Grund hierfür ist in der Angst vor der Veränderung zu suchen, in der Furcht davor, einen ungesunden, aber relativ stabilen Zustand zu verlassen. Dies kann durch Täter-Introjekte, negative Selbstbilder und Selbstzuschreibungen, eingeübte Rollen und eine Flut von Erinnerungen verhindert werden: *»Du wirst es nie zu etwas bringen. Du wirst niemals etwas Besseres werden.«*

Der Übergang vom Straßenheroin zum Diaphin bedeutet immerhin eine sehr umfassende Veränderung für die Betroffenen. Der zuvor dauernd präsente Kriminalitätsdruck – nicht allein die Beschaffungskriminalität im engeren Sinne, sondern auch das kriminalisierende, gewaltreiche, von Misstrauen geprägte soziale Gefüge der Drogenszene – wird doch schlagartig stark vermindert. Selbstverletzendes Verhalten (z. B. durch unsaubere Injektion, unzureichende Eigenversorgung von Abszessen, Entzug von Schlaf, regelmäßiger Nahrung und Körperhygiene) wird durch krankenpflegerisches und ärztliches Personal aufgefangen. Selbstentwürdigendes Verhalten (Betteln, Prostitution) tritt zunehmend in den Hintergrund.

Aus therapeutischer Sicht ist dies alles natürlich eine gewollte Wendung hin zum Besseren, zum Gesünderen. Dennoch kann sich jedem, auch dem ganz gesunden Menschen, eine Änderung der Lebensumstände auch in bedrohlichen Aspekten darstellen. Wir alle werden mit Ängsten und Unwohlsein konfrontiert, wenn sich wesentliche Koordinaten unseres gewohnten Lebensalltages zu verändern »drohen«.

Viele, wenn nicht die meisten unserer Patienten weisen eine von Beziehungs- und Lebenslinienabbrüchen geprägte Kindheits- und Jugendbiografie auf: Problematische, oft dysfunktionale familiäre Hintergründe, wechselnde Wohnverhältnisse, Aufenthalte in Erziehungsheimen, auch unvollständig abgeschlossene schulische Ausbildung mit Schulabbrüchen. *Diskontinuität* ist hierbei ein Schlüsselwort.

Demgegenüber kann sich einzelnen Patienten die Heroinabhängigkeit als eine berechenbare Lebens- und Überlebensaufgabe darstellen, eine neuropharmakologische Taktung auf regelmäßige Drogeninjektionen mit häufig gleichbleibenden sozialen Umständen und Bezugssystemen. Gerade Langzeitabhängige haben »ihren Platz« in der Szene, ihre »Connections«. Häufig zeigen Menschen mit instabilen, riskanten Lebensstilen (wie z.B. der Heroinabhängigkeit) eine besondere Fähigkeit, trotz widriger Umstände irgendwie »auf der Spur zu bleiben«. Verändernde Einflüsse werden hierzu abgewehrt, ausgetrickst, umgangen.

Die fundamentale Veränderung der ärztlich kontrollierten Diaphinsubstitution ermöglicht den Patienten eine gravierende Umorientierung, birgt aber auch implizite Forderungen und Gebote: Die räumliche und soziale Entfernung von der Szene, die Orientierung hin zu einer beinahe tagesklinischen Therapieeinrichtung. So sollte es uns nicht verwundern, dass diese Veränderung des Lebensstils auch als angstauslösend, gar existenziell bedrohlich oder beschämend erlebt wird. Die Verschreibung von Diaphin ist nicht allein ein Geschenk ohne Gegenleistung. Nein, in ihrem Kontext finden sich durchaus anspruchsvolle »Lebensaufgaben«:

- »Werde gesünder, achte mehr auf dich und deinen Körper.«

- »Bessere dich, sei höflich, achtsam und dankbar. Begegne deinen Mitmenschen mit Respekt.«
- »Werde nicht mit Straßenheroin rückfällig.«
- »Geh nicht mehr auf die Szene. Halte dich von deinen Szenefreundschaften fern.«
- »Werde ein anderer Mensch.«

Diese anspruchsvollen Ziele stehen in fundamentalem Gegensatz zu den biografischen Instanzen vieler Patienten, ihren früheren Aggressoren, Bestrafern, Kleinmachern und -haltern. Von diesen wurden viele Heroinabhängige mit kaum zu überwindenden, negativen »biografischen Aufträgen« und Prophezeihungen versehen:

- »Du wirst es nie zu etwas bringen.«
- »Deinetwegen muss man sich schämen. Du bist der Schandfleck unserer Familie.«
- »Egal, wie sehr du dich anstrengst – du wirst niemals so gut sein wie die anderen. Es lohnt sich nicht, dir zu helfen.«
- »Du bist eine Last, ein Klotz am Bein. Ich bin froh, wenn ich mich nicht mit dir beschäftigen muss.«

Dies sind die internalisierten, introjizierten Gewalten, mit denen sich unsere Therapie auseinandersetzen muss. Wenn die therapeutische Beziehung »aus den Fugen« gerät, wenn wir Patienten als unangepasst, aufsässig, vielleicht streitsuchend oder offen aggressiv erleben, so ist es hilfreich, sich diesen komplexen, oft krankmachenden Hintergrund vor Augen zu führen. Es sind diese internalisierten Negativautoritäten, durch die eine Wandlung hin zum Besseren verhindert werden kann, durch die Patienten »auf Spur halten« gehalten werden können, wenngleich auf der riskanten, selbstzerstörerischen Spur der Rauschgiftabhängigkeit.

# Die therapeutische Kränkung: Von den Schwierigkeiten der Patientenrolle

Die Heroinsubstitution ist eine empathische, annehmende und wertschätzende Therapieform. Substitutierte werden nach Kräften in ihrem Bemühen unterstützt, Würde und Selbstbestimmung zurückzuerlangen.

Dennoch lohnt es sich, die räumliche und zeitliche Enge der Substitutionssituation darauf zu überprüfen, inwiefern sie Würde und Selbstbestimmung einschränken kann. Dem klar geregelten Tagesablauf in der Ambulanz steht ein Leben in der Drogenszene gegenüber, das im Wesentlichen durch Sucht und Beschaffung des Suchtmittels getaktet wird, also durch organische, fühlbare Bedürfnisse, nicht aber durch ein normatives Regelwerk. Gerade aus der sicheren Distanz der Substitutionsambulanz kann die »Scene« romantisch verklärt werden; hier ist der Süchtige vermeintlich selbst Herr über den Tagesablauf, hier kann auch mal ausgeschlafen werden, hier herrscht kein bürokratisches Regelwerk, sondern das Recht des Stärkeren, Schlaueren, Erfahreneren. Die Drogenszene ist das vertraute Revier, die Homezone, ein Stückchen Heimat.

Ein Patient sagte uns: »Hier in der Ambulanz bin ich nur irgendwer. Aber am Bahnhof, da bin ich der Andi, der hat Stoff dabei.«

Wir müssen davon ausgehen, dass diese positiv besetzten Bilder von Drogengebrauch nicht allein bei der Suchtentwicklung eine Rolle spielen, sondern bei vielen Langzeitabhängigen zumindest fragmentarisch in das Selbstbild implementiert sind. Wir haben Patienten kennengelernt, die bewusst jede Maßnahme abgelehnt haben, zum Beispiel die Überleitung zu einer geregelten Wohnsituation, weil ihnen ihre persönliche Freiheit vermeintlich zu wichtig war. Sie wählten freiwillig die Obdachlosigkeit.

**Positive Konnotationen von Drogengebrauch**

1. Freiheit: Ich bin unabhängig und frei. Ich bin niemandem Rechenschaft schuldig.
2. Nicht-Anpassung: Ich lasse mich nicht von Verhaltensregeln des Bürgertums (Spießertums) vereinnahmen, sondern lebe als »Boheme«. Zwänge und Notwendigkeiten wie ein langweiliger »Bürojob« treffen auf mich nicht zu.
3. Selbstfürsorge: Ich räume mir Zeit für den Genuss ein. Ich brauche keine Hilfe.
4. Relative Gesundheit: Ich habe die Konsummenge irgendwie im Griff und konsumiere je nach Bedarf und Gemütsverfassung. Ich lebe vielleicht kürzer, aber intensiver.

**Treten Patienten in die streng geregelte Substitutionsbehandlung, so werden diese Selbstwahrnehmungsstrategien zwangsläufig infrage gestellt.**

1. Un-Freiheit: Ich bin von den Behandlern der Ambulanz abhängig. Ich bin unfrei in der Wahl, wann und wie viel Diaphin ich bekomme. Dafür muss ich höflich sein und bitten.
2. Anpassung: Ich muss morgens früh aufstehen, pünktlich erscheinen und darf abends nicht zu lange feiern, weil ich sonst die Frühvergabe verpasse.
3. Fremdfürsorge: Meine Genusszeit wird mit der Uhr abgemessen und begrenzt. Ich bin hilfsbedürftig.
4. Krankheit: Ich werde offiziell als suchtkrank wahrgenommen und erhalte täglich eine rationierte, gleichbleibende und streng abgemessene Dosis.

**Fallbeispiel**

Herr P. ist ein höflicher Patient, der auf Abstand bedacht ist und wenig von sich preisgibt. Er ist noch nicht lange in der Diaphinbehandlung und beteuert zu Behandlungsbeginn, rasch »eine Lösung finden« zu wollen und auf sichtbare Fortschritte zu hoffen.

Nach zwei Monaten in der Therapie verschlechtert sich seine Stimmung zusehends. Nichts gehe voran, er fühle sich wie »auf dem Abstellgleis«. Die Diaphinsubstitution sei ja eine Einrichtung für die ganz schweren Fälle, für die es keine Hoffnung mehr gebe. Herr P. erkundigt sich danach, ob es nicht möglich sei, kontrolliert zu entgiften. Er räumt aber ein, häufig nebenbei Straßenheroin zu konsumieren und damit zu dealen. Mit dem Dealen habe er schon vor langer Zeit angefangen, jetzt finde er schlecht den Ausweg, fürchte eine Polizeikontrolle, eine Bestrafung, eine Verurteilung. Er wisse nicht aus noch ein und fühle sich häufig leer und betrübt.

Selbstverständlich kann das strukturierte Setting der Substitutionsambulanz nicht aufgeweicht werden, um diesen Wahrnehmungsveränderungen entgegenzuwirken. Allerdings sollte eine Therapie diese positiven Elemente des Selbstbilds möglichst nicht infrage stellen, sondern gemeinsam mit dem Patienten nach Möglichkeiten suchen, sie als Kraft- und Motivationsquellen zu erhalten, ohne den riskanten und destruktiven Weg des illegalen Drogenkonsums fortzusetzen.

→ **Freiheit:** Ich habe mich aus der illegalen Drogenszene *befreit* und mir einen Behandlungsplatz erkämpft.

→ **Anpassung:** Anstatt dass meine Lebensumstände mich bestimmen, arbeite ich daran, dass ich sie verändern kann.

→ **Fürsorge:** Ich kann Hilfe annehmen, bis es mir besser geht und ich keine Hilfe mehr benötigen werde.

→ **Gesundwerden:** Ich bin nicht nur krank, sondern werde jeden Tag ein wenig gesünder.

## Von Alpha- und Omega-Patienten

Gewöhnlich versteht man unter einem Alpha-Männchen in der Affenforschung dasjenige Affenmännchen, was den Clan dominiert, das heißt den stärksten Stand in der Gruppe hat. Im Unterschied dazu wird als Omega-Männchen dasjenige bezeichnet, welches den geringsten Stand hat und in der sozialen Hierarchie ganz unten steht. Viele von uns kennen ähnliche Phänomene aus der eigenen Schulzeit, wo es gleicheHierarchien gab. Der eine galt als »Anführer« und es gab immer auch einen Mitschüler, der in der Hierarchie ganz unten stand, von den anderen gehänselt und vielleicht sogar misshandelt wurde.

Wie wurden wir auf das »Phänomen des Omega-Patienten« aufmerksam? Zunächst zum Hintergrund, auf dem sich das Ganze abspielte. In unserer Behandlungseinrichtung begannen wir 2002 unter Studienbedingungen mit der Heroingestützten Behandlung. Zu Anfang stellten wir eine ganze Reihe von Krankenschwestern und -pflegern ein, die jedoch alle keinen psychiatrischen Erfahrungshintergrund besaßen. Begegnet man auf einer Station der somatischen Medizin einem »schwierigen« Patienten, so kann man bei Problemen mit diesem Patienten diesen darauf verweisen, dass er sich ja nicht dort, sondern auch woanders behandeln lassen könne. Eine andere Möglichkeit, mit schwierigen oder »unbeliebten« Patienten umzugehen, besteht darin, diesen Patienten zu meiden, sein Zimmer nur bei unmittelbarer Notwendigkeit aufzusuchen oder andere Pflegekräfte hinzuschicken. Beide Optionen waren im Rahmen unserer Behandlung nicht möglich. Auf andere Behandlungsmöglichkeiten zu verweisen, ging deshalb nicht, weil solche für diese schwer kranken Menschen schlicht nicht zur Verfügung standen. Sie zu meiden, war auch nicht möglich, da sie jeden

Tag zur Vergabe erscheinen und wir auch den Zeitraum der Begegnung mit ihnen aufgrund der Applikationsabläufe nicht beschleunigen konnten.
Natürlich wurde uns als Leitung nicht zugetragen, dass man diesen und jenen Patienten nun »schwierig« fand, er »unbeliebt« oder einfach »unbequem« war. Nein, stattdessen wurden wir immer wieder darauf hingewiesen, was dieser oder jener Patient wieder falsch gemacht habe, wo er unflätig geworden sei usw. Gelegentlich spitzten sich die Probleme mit diesen bestimmten Patienten derart zu, dass dann auch wiederholt davon die Rede war, dieser oder jener Patient müsse »jetzt endlich ausgeschlossen« werden. Da die uns über den Patienten zugetragenen Probleme, Regelverstöße, Gereiztheiten, Unflätigkeiten usw. sukzessive so erheblich erschienen, kamen auch wir in der Leitungsebene zu dem Schluss, dass der Patient von der Behandlung ausgeschlossen werden müsse. Also einigten wir uns auf den Ausschluss des Patienten.

**ABBILDUNG 13** **Schema zur Verdeutlichung der Situationsdynamik bei Omega-Patienten**

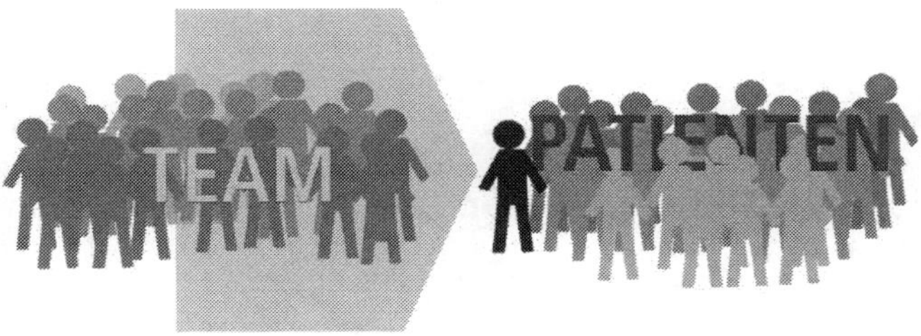


Doch was dann passierte, verblüffte uns nicht wenig. Es war nämlich nicht etwa so, dass nun wieder Ruhe eingetreten wäre, sondern schon nach kurzer Zeit erreichten uns wieder prak-

tisch genau die gleichen Botschaften über einen nächsten Patienten, der jetzt ins Blickfeld gerückt war, zum »unbequemsten« Patienten »aufgestiegen« war. Es dauerte einige Zeit, bis wir das System dahinter durchschauten. Erst dann realisierten wir, dass es sozusagen eine Art Rangliste der unbequemen oder unbeliebten Patienten gab. Diese führt dazu, dass der Ausschluss des einen Omega-Patienten sofort den Nächstunbequemsten an dessen Stelle rücken ließ. Und schon mussten wir uns damit befassen, den nächsten Patienten ausschließen zu müssen. Als wir dieses System durchschaut hatten, fassten wir in der Leitungsebene den Entschluss, ab sofort keinen Patienten mehr auszuschließen (außer bei absolut gravierenden Anlässen). Wir waren natürlich sehr gespannt, was passieren würde, wenn wir nun alles daran setzen würden, den aktuellen Omega-Patienten nicht mehr auszuschließen, sondern ihn quasi unbedingt in der Behandlung zu behalten.
Die Auswirkung war, dass wir seitdem keine Patienten mehr ausschließen mussten. Die Kämpfe um einzelne der schwer erträglichen Patienten gingen natürlich weiter, aber die Option des Ausschlusses stand nicht mehr ständig im Raum und wir mussten andere Wege suchen, um die Probleme zu bewältigen, was auch in erstaunlichem Ausmaß gelang.

## Motive und Hintergründe von Gegenübertragungen

Die Problematik der Gegenübertragungsphänomene bedarf der besonderen Beachtung, da nach unseren Erfahrungen diese ein gravierendes Problem darstellen können. Auch »in Latenz« – das heißt unter die Bewusstseinsschwelle – geratene Phänomene dieser Art können in Teilen eines Teams auftreten und das innere Milieu des Teams, aber auch die Behandlung gefährden. Die praktische Erfahrung zeigt, dass der überwiegende Teil der Probleme, die aus Patientenkontakten resultieren, in der einen oder anderen Weise auf Gegenübertragungsphänomene zurückzuführen ist.

Bei der Bewältigung derartiger Probleme ist zunächst zu vergegenwärtigen, dass ein Teil der Mitarbeiter möglicherweise noch nie von »Gegenübertragung« überhaupt gehört hat. Diese Zusammenhänge sollten am besten bevor damit zusammenhängende Probleme auftreten, von einem Kundigen an das Team/die Mitarbeiter kommuniziert bzw. erklärt werden. Nach Möglichkeit sollte dies an einem konkreten Beispiel geschehen.

Mit dem Begriff »Übertragung« bezeichnete sein Schöpfer Sigmund Freud jenes Phänomen, dass wir Menschen dazu neigen, aufgrund unserer Vorerfahrungen mit frühen Beziehungspersonen, unsere Annahmen über die Beschaffenheit von zwischenmenschlichen Situationen zu gestalten. Das kann beispielsweise bedeuten, dass wir annehmen, wenn wir einmal offen unseren Ärger zeigen, wie vielleicht in unserer Kindheit in der Familie, mit einer schroffen Gegenreaktion auf diese Äußerung zu rechnen ist. Kommen wir nun durch eine aktuelle Situation als Erwachsene unter den Druck, unseren Ärger ausdrücken zu müssen, so wird unsere erste innere Reaktion sein, dass wir Angst vor einer Gegenreaktion bekommen, wie wir sie ja aus den früheren Beziehungen kennen. Das bedeutet, dass wir alle die Tendenz haben, unsere Vorerfahrungen auf aktuelle Situationen zu »übertragen« und aus diesen Vorerfahrungen mögliche Folgen herzuleiten versuchen, um daran Orientierung für unser Verhalten zu gewinnen. Diese »Übertragungen« spielen also fast immer eine Rolle, gestalten unsere inneren Reaktionen, unser Verhalten mit.

Was ist nun unter »Gegenübertragung« zu verstehen? Hierbei handelt es sich um das Phänomen, dass der Patient auf uns so reagiert, sein Verhalten so auf uns einstellt, wie es ihm seine Vorerfahrungen nahelegen bzw. vorgeben. Das bedeutet, dass er vielleicht Annahmen über uns, *unsere* inneren Reaktionen, *unser* mögliches Verhalten, *unseren* Umgang mit ihm hat, die nicht mit der aktuellen Situation übereinstimmen müssen, sondern vielmehr mit *seinen* Vorerfahrungen, die er auf uns überträgt. In diesem Fall müssen wir davon ausgehen, dass die Beziehung des Patienten in erster Linie nicht eine mit uns als realen Personen, sondern eine mit den von ihm aufgrund seiner Vorerfahrungen *vorgestellten* Personen ist. Ist dies offensichtlich, so wäre ja ohne Weiteres klar, dass wir nicht als reale Personen gemeint sind, wenn der Patient sich auf eine Weise verhält, die mit uns kaum etwas zu tun zu haben scheint.

Und doch lösen diese vom Patienten auf uns »übertragenen« Annahmen, Reaktionen und Verhaltensweisen in uns auf emotionaler, gedanklicher und Verhaltensebene unwillkürliche Reaktionen aus. Dieses unwillkürliche Reagieren auf das, was der Patient an Vorannahmen und Befürchtungen, aber auch vielleicht an aggressiven Gefühlen und Verhaltensweisen (aufgrund seiner Übertragungen) hat, wird als »Gegenübertragung« bezeichnet. Man könnte das so zusammenfassen: Der Patient (aber auch wir selbst, wenn wir genauer hinsehen) agiert und reagiert aufgrund der »Übertragung« seiner Vorerfahrungen auf Menschen und Situationen. Das hat mit den realen Koordinaten der Situation bzw. der beteiligten Menschen nur wenig, manchmal fast gar nichts zu tun. Wir alle reagieren aber selbstverständlich auf das, was der Patient uns an Vertrauen, vielleicht aber auch an Hass und Verachtung entgegenbringt; entwickeln also eine bestimmte Reaktion auf das, was er uns entgegenbringt. Das bezeichnen wir als »Gegenübertragung«.

Diese Reaktionen und Gegenreaktionen können im Rahmen von Fallsupervisionen thematisiert werden. Erst nach einer ganzen Weile wird sich erfahrungsgemäß im Team eine Bereitschaft entwickeln auf eigene Aversionen und Spannungen, wie sie einige Patienten bei manchem erzeugen, mit Reflexion statt mit unmittelbarem Gegenreagieren (auf Gegenübertragungsphänomene) zu begegnen. Günstiger wäre in diesen Situationen eine kritische Distanznahme zum eigenen Erleben und möglichen Handeln. Erst darüber kann sich ein professionelles Verständnis und ein professioneller Umgang mit schwierigen Patienten ergeben.

In vielen Fällen sind die Gegenübertragungsphänomene dazu angetan, uns das erleben zu lassen, was die Patienten früher einmal erlebt haben. So kann z. B. ein in der Kindheit missachteter Mensch selbst mit einem verächtlichen Verhalten auftreten. Dies ruft beim Gegenüber das Empfinden hervor, verachtet zu werden – mit den daraus für das Verhalten des Betreffenden entspringenden Konsequenzen. Diese können einen »Verachtungszirkel« in Gang setzen: Du verachtest mich, also verachte ich dich dafür, dass du mich verachtest usw. Sehr wichtig kann schon die Erinnerung daran sein, dass der Patient diese Haltung verinnerlicht hat, weil er selbst diese Verachtung erlebt hat. Damit ist klar, dass er dies nicht persönlich gegen jemanden meint, sondern sein Verhalten aus Vorerfahrungen resultiert. Diese setzt er weiter um, auch wenn sie zu den aktuellen Umständen nicht mehr passend sind – insbesondere, dass verachtet wird, wer in der helfenden oder unterstützenden Funktion ist, löst häufig Befremden und Gegenaggression aus, weil es unverständlich erscheint. Nur: Wie soll jemand, dem praktisch nur Missachtung/Verachtung widerfahren ist, plötzlich zu wertschätzenden und würdigenden Umgang finden, ohne dass er damit Erfahrung hat?

Gegenübertragungsphänomene verursachen häufig nicht nur gedankliche, das heißt bewusst wahrnehmbare und steuerbare Reaktionen, sondern auch Gefühle, die auf eine undurchsich-

tige Weise hervorgerufen werden und sich doch unmittelbar im Erleben und Handeln auswirken.
Wichtig beim Umgang mit Übertragungsphänomenen ist, sie als solche zu erkennen und zunächst innezuhalten, statt unmittelbar in eine »Gegenreaktion« zu gehen und diese in Handeln umzusetzen. Professionell wäre es etwa, wenn man das entstandene Gefühl »für sich behält«, eine Distanz dazu aufbaut, es nicht vorschnell persönlich nimmt und es bei passender Gelegenheit mit anderen thematisiert. Die Gefahr beim Erleben von Gegenübertragungsphänomenen ist, sie persönlich gegen sich gerichtet zu nehmen und deshalb wie auf einen Angriff darauf zu reagieren. Letzteres heißt sich zu »verteidigen« oder zum »Gegenangriff« überzugehen und zum Beispiel den Ausschluss des Patienten aus der Behandlung zu fordern oder diesen durch Zuspitzung der Situation (oder gar die Herbeiführung von den Ausschluss des Patienten begünstigenden Situationen) selbst herbeizuführen, zu »inszenieren«.
Die Erfahrung lehrt, dass die Kontrolle und Reflexion von Gegenübertragungsphänomenen ein zentrales Element an den Gefährdungszonen dieser Behandlungsform ist und vermutlich schon zu manchem Ausschluss eines Patienten geführt hat.

## Zur Psychosoziodynamik Schwerabhängiger

Wie auch wissenschaftliche Untersuchungen zeigen, stammen praktisch alle schwer opiatabhängigen Menschen aus stark zerrütteten (Familien-)Verhältnissen. Typischerweise besteht eine konflikthafte Familiensituation mit einer überforderten Mutter, einem gewaltausübenden Vater, mangelnder Empathie, Vernachlässigung, ungeordneter Aggression und Willkür.

Nicht selten sind auch die Eltern süchtig und stammen aus Verhältnissen mit problematischen oder diskontinuierlichen Bezugspersonen. In der Schule können kaum gute Leistungen erbracht werden, was eine Kompensation darüber verunmöglicht – somit können auch dort keine persönlichen Wirksamkeitserfahrungen gemacht werden. Bei den meisten von solchen Verhältnissen Geprägten herrscht von daher zumeist ein Gefühl der Wertlosigkeit und eine Selbstverachtung vor.
Es werden aufgrund einschlägiger Vorerfahrungen grundsätzlich den anderen feindselige Motive und aggressive Absichten unterstellt. Zudem besteht eine selektive Aufmerksamkeit für feindselige Hinweisreize. Von daher besteht im Umgang mit anderen von vornherein schon ein erhöhter Aggressionspegel, der die Situation im Sinne einer »Vorspannung« beeinträchtigt. Aus dieser auf Feindseligkeit anderer eingerichteten Voreinstellung resultieren auch eigene unbewusste Angriffsfantasien. Um dies nicht zu spüren, wird es in die anderen projiziert: »Der andere ist böse, nicht ich.« Es wird somit unterstellt, dass der andere sie bedrohen will. Dabei handelt es sich jedoch um Entlastungsfantasien, die das eigene Selbstwertgefühl stabilisieren sollen, um sich gegen Selbstentwertung abzusichern. Entängstigende Gedanken wie: »Warum sollte mir der andere was Böses wollen?«, kommen dagegen nicht vor.
Nur durch einen sanftmütigen und stetig wohlwollenden Umgang mit dem Patienten, der sich durch dessen Übertragungen (= Fantasien über die feindseligen Absichten der anderen) nicht zu unwillkürlichen und unreflektierten Gegenreaktionen (nach dem Motto: »Wie es in den Wald hineinruft, so schallt es heraus«) hinreißen lässt, kann der Patient seine Neigung verlieren anzunehmen, dass andere ihn bedrohen wollen. Das kann jedoch nur über eine ständige und dauerhafte Zuverlässigkeit (in den Abläufen und Reaktionen) und ein von grundsätzlichem Wohlwollen getragene Haltung geschehen. Hierbei ist noch-

mals an die große Konstanz der Begegnung, wie sie die Heroingestützte Behandlung vorgibt, zu erinnern. Wir konnten nicht selten erleben, dass die Stetigkeit im Sinne der Weisheit »Steter Tropfen höhlt den Stein« auch auf die Einstellungsänderung vieler Patienten einen unerwartet großen Einfluss hat und sogar schwer in ihrem Vertrauen geschädigten Patienten umprägen kann.
Ein zusätzliches Problem für diese Patienten ist es, aufgrund eines Lernens an zumeist unempathischen Bezugspersonen eine nur sehr eingeschränkte Möglichkeit zu besitzen, sich in andere hineinzuversetzen und darüber die Perspektive zu wechseln. Dies kann bedingen, dass ein weitgehend egozentrisches Handeln, welches ausschließlich von sich – der eigenen Perspektive – ausgeht, das Denken und Verhalten und Handeln bestimmt.

# 9 Heilen oder behandeln?

## Von der Versuchung, heilen zu wollen

**Auszug aus einem Arztbrief eines Internisten**

*(...) Durch den langjährigen Gebrauch der Injektionsstelle an der linken Leiste hat sich dort eine erhebliche Einengung der Vena femoralis communis entwickelt. Prinzipiell wäre eine gefäßchirurgische Rekonstruktion anzustreben. Dies nur zu dem Zweck durchzuführen, dass der Patient dort seine Drogeninjektionen fortsetzen kann, halte ich für unverhältnismäßig. Auf den Vorschlag, die Komplikation zum Anlass für einen völligen Ausstieg zu nehmen, reagierte er allerdings mit ausgeprägtem Befremden. (..)*

Dieser Arztbrief ging unserer Ambulanz zu, nachdem wir einen unserer Patienten, einen langjährigen Konsumenten mit desolaten Venenverhältnissen, aufgrund einer Schwellung des linken Beins bei einem niedergelassenen Angiologen vorgestellt hatten. Der Brief des engagierten Kollegen gibt Hinweise auf eine der wichtigsten Dimensionen ärztlichen Handelns:
Dem Bemühen, heilen zu wollen.
Ist eine solche Gefäßkomplikation nicht tatsächlich als angemessener Anlass zu sehen, einen »Ausstieg« aus der Opiatabhängigkeit wenigstens zu versuchen? Sollte es nicht Grundhaltung des Arztes sein, den Patienten von allen schädlichen Einflüssen zu bewahren, ihn zur Gesundheit und Selbstfürsorge anzuhalten?
Selbstverständlich. Wir sehen uns täglich mit dieser Herausforderung konfrontiert: Dem Wunsch, unsere Patienten zu heilen,

gesund zu *machen*. Ein vermutlich großer Teil der Ärzteschaft hat sich für den Arztberuf entschieden, weil das *aktive* Handeln für den Nächsten, das Heilen, besondere Befriedigung verschaffen kann. Wir gefallen uns in der Rolle des ärztlich Aufhelfenden, des Überlegenen, des Experten.

Dennoch ist diese Haltung im Fall der Heroingestützten Behandlung jedoch eher zu vermeiden. Es gilt diesem – ärztlicherseits – dringlichen Heilungswunsch, gar dem Behandlungsziel Abstinenz, zu widerstehen, ohne es allerdings völlig aus den Augen zu verlieren. Dies ist dem Steuern eines Segelboots vergleichbar: Es gilt, ein klares Ziel anzupeilen, die Segel richtig zu setzen und auf günstigen Wind zu warten. Nicht der Segler *macht* den Wind, der das Boot voran trägt, sondern bleibt lediglich orientiert und wachsam, und überlässt die Fahrtgeschwindigkeit den äußeren Umständen. In diesem Sinne erfordert die Heroingestützte Behandlung vom Therapeuten Geduld, eine ruhige Hand und die Fähigkeit, im selbstfürsorglichen Patienten das Gesundende, Wachsende, Heilende wahrzunehmen und – wo möglich zu unterstützen, ohne in diesen Prozess jedoch zu stark einzugreifen.

Der Unterschied, wenn nicht Gegensatz der Heroingestützten Behandlung zu vielen somatischen Fächern ist unübersehbar. Fast beneidenswert erscheint da der klare Behandlungsauftrag des Chirurgen, der einen Gelenkersatz vornimmt oder einen Darmanteil entfernt. Zu erinnern ist aber auch an den Diabetologen, dessen Patienten in stabilem, oft verbessertem, aber selten im geheilten Zustand die Behandlung abschließen.

→ **Übung** Den Patienten als geheilt, gesund-*gemacht*, als abstinent imaginieren und das therapeutische Erfolgserlebnis genießen. Sich daraufhin bewusst machen, welche Enttäuschung der therapierefraktäre Patient im hilflosen Therapeuten auslöst. Sich daran erinnern, inwiefern sich die daraus folgende desillusionierte Therapeutenhaltung mit den Vorerfahrungen des Patienten deckt: *Du schaffst es nicht, du hast die Erwartungen nicht erfüllt, du bist zu nichts fähig.* Sich vor Augen führen, wie die so erzeugte Haltung das vorher bestehende Beziehungsmuster deckt, das es eigentlich zu durchbrechen gilt.

Wir lenken das Augenmerk für einen Moment ganz weg vom Patienten, beleuchten stattdessen die Seite des Therapeuten, sein persönliches Empfinden, seine Meinung, seinen Stolz. Tragen die dem Patienten zur Verfügung gestellten Hilfen nicht, verfehlt der Patient sein Ziel, wird er wieder schlecht, wieder rückfällig, so kann dies die Motivation eines therapeutischen Teams empfindlich beschädigen, als persönliche Niederlage genommen werden. Eine Niederlage kann den Weg bahnen in die Gleichgültigkeit, die Resignation, in die *Indifferenzzone der Selbstschonung* (K.P. Kisker).

In jeder Suchtbehandlung verbirgt sich die Dimension der Leistungsabfrage: Bist du als mein Patient *gut genug,* honorierst du mein therapeutisches Bemühen und wirst du abstinent? Oder bist du *wieder schlecht,* bist du rückfällig? Auf der anderen Seite steht die mögliche Haltung des Therapeuten: War ich heute *besser*, einsichtiger, vernünftiger, kontrollierter als mein Patient?

Die Frage nach Erfolg und Leistung kann wertvoll sein, um eine Behandlung auf ihre Wirksamkeit zu überprüfen. Den Aufbau einer spannungsfreien, empathischen und annehmenden Haltung gegenüber Schwerstabhängigen kann sie jedoch empfindlich stören.

## Ist Dosisreduktion ein wünschenswertes Ziel?

Heroinabhängigkeit wird nach gängigen diagnostischen Kriterien als eigenständige Krankheit (ICD-10 F11.2) definiert. Insofern liegt es nahe, die Beendigung des Krankmachenden, des Krankheitszustands definitionsgemäß in das Zentrum ärztlichen Handelns zu stellen. Hiernach ist eine Dosisreduktion ein uneingeschränkt wünschenswertes und herbeizuführendes Ziel. Stellt Heroinabhängigkeit jedoch einen im engeren Sinne krank*machenden* Zustand dar oder ist sie als Symptom unter vielen in komplexes psychobiosoziales Krankheitsmodell einzuordnen?
Wir haben gezeigt, dass Opiate als Pharmaka mit neuropsychopharmakologischer Wirksamkeit medikamentös eingesetzt werden, ja auch von Menschen mit eingeschränktem Zugang zum Gesundheitssystem selbstständig eingenommen werden, was in der Regel mit einer vorübergehenden Zunahme des individuellen Wohlbefindens verbunden wird.
Ist also die Beendigung des diagnostisch eindeutigen Krankheitszustands Heroinabhängigkeit eindeutig der Gesundheit dienlich? Hierzu führen wir uns die anspruchsvolle WHO-Definition von Gesundheit vor Augen: »Ein Zustand vollkommenen körperlichen, geistigen und sozialen Wohlbefindens und nicht die bloße Abwesenheit von Krankheit oder Gebrechen«.
Nicht bloß die Abwesenheit von Krankheit: Unserer Ansicht nach haben wünschenswerte Ziele im Zusammenhang ärztlichen Handelns direkten Bezug auf das Wohlbefinden, auf die Gesundheit der Patienten zu nehmen. Insofern stellt sich die Frage, welche wünschenswerte Ziele über eine Dosisreduktion erreicht werden können. Als Leitlinie zur möglichen Einleitung einer Heroinabstinenz lässt sich formulieren:
Ist der Patient ohne Heroin besser dran?

# Stabilisierte Lebenssituation unter Heroinsubstitution: Eine Säule der Abstinenz

Warum nimmt jemand Heroin? Oder andersherum gefragt: Warum nimmt ein Abhängiger nicht einfach *kein* Heroin?
Die naheliegende Lösung – *weil er abhängig ist* – greift unserer Ansicht nach zu kurz. Ungeachtet der neurobiologischen Grundlagen der Opiatabhängigkeit ist anzumerken, dass die Betrachtung von Heroinabhängigkeit als somatische Krankheit mit schweren körperlichen Folgeschäden sowie als unvollständiger Versuch der Selbsttherapie von zugrunde liegenden psychiatrischen Störungen einen weiteren wichtigen Aspekt außer Acht lässt.
Heroinabhängigkeit ist weitaus weniger als Alkohol- oder Medikamentenabhängigkeit eine reine substanzgebundene Sucht, sondern greift auf wesentlich umfassendere Weise in die Lebenswirklichkeit der Betroffenen ein. Die Abhängigkeit von Straßenheroin ist nicht weniger als ein Lebensweg, eine Lebensaufgabe, eine soziokulturelle Erscheinung, ein Stempel, der sich der ganzen Existenz eines heroinabhängigen Menschen aufdrückt. Dieser Stempel schafft erst die Identität eines Abhängigen, drängt ihn ins gesellschaftliche Abseits, hinein in die Szene, in Beschaffungskriminalität, Vernachlässigung und Haft.
Dieser soziokulturellen Dimension der Heroinabhängigkeit ist durch einfache Entziehungs- und Abstinenzprogramme nicht beizukommen. Auch die szeneaffine Methadonsubstitution schafft keine ausreichende Grundlage, heroinabhängige Menschen auch unter Berücksichtigung ihrer sozialen Identität zu therapieren und zu verändern.

Das Setting der Substitutionsambulanz zur Heroingestützten Behandlung Opiatabhängiger schafft in seiner Beständigkeit und Intimität ein geeignetes Umfeld, um langsame, nicht-repressive Veränderungen der Lebenssituation von betroffenen Patienten herbeizuführen. Hierbei steht die Veränderung der Selbstfürsorgestrategien der Abhängigen im Vordergrund. In einem Behandlungssetting, das jeglichen Beschaffungsdruck von den Patienten nimmt und eine entängstigende, annehmende und empathische Umgebung schafft – hier bedeutet Selbstfürsorge plötzlich mehr als die Gewährleistung des nächsten Drucks oder die Organisation der nächsten Übernachtungsmöglichkeit.

Das Wort *Selbstfürsorge* weist darauf hin: Fürsorge für sich bedeutet, Sorge um die eigenen Lebensthemen, Nöte, Hoffnungen zu tragen – ein Gegensatz zur rein materialistischen Fürsorge der Drogenabhängigkeit.

An dieser Stelle erfahren unsere Patienten in unserem spannungsarmen Umfeld durch ärztliche, sozialarbeiterische und pflegerische Hilfe eine besondere Unterstützung. Im Vordergrund unserer therapeutischen Bemühungen stehen die Wiederentwicklung von sozialen Fähigkeiten, Auf-sich-Acht-Geben, das Erspüren und Berücksichtigen eigener Bedürfnisse. Die Rückführung der Patienten aus der gesellschaftlichen Randposition des »Junkies« zurück in das strukturierte Alltagsleben mit manchmal ehrenamtlicher, manchmal teilzeitiger, aber selbst gewählter und meist mit großem Stolz ausgeübter Werktätigkeit schafft erst die Grundlage für eine mögliche spätere Abstinenz.

# Der mündige Patient unter Erhaltungstherapie mit Heroin

Alternativ könnte die Überschrift dieses Abschnitts auch heißen: Der therapierefraktäre, chronisch Abhängige ohne Aussicht auf Abstinenz, der auch die niederschwelligsten Angebote zum langsamen Ausstieg aus seiner Sucht nicht helfen.
Unser oben beschriebener Patient begegnet dem Angebot des Angiologen mit Befremden, die Gefäßkomplikation zum Ausstieg aus der Sucht zu nehmen. Sind hiermit schon sämtliche interaktionelle Ebenen der Arzt-Patienten-Begegnung erfasst? Betrachten wir das Geschehen kurz aus der Perspektive des Internisten: Da finden wir Befremden, Fremd-Sein, da ist unvertrautes Neuland. Ein Drogenabhängiger reagiert indifferent, vielleicht verwundert, aber nur selten gekränkt oder abwehrend auf das ärztliche Bemühen, ihn von seinem Drogengebrauch wegzubringen.
Auf welcher Seite liegt also das Befremden tatsächlich?
Wir sind es, die Therapeuten, die angesichts eines vollkommen ehrlichen und zufriedenen Junkies befremdet reagieren. Wo bleiben die Schuldgefühle des Patienten, bei seiner Sucht zu bleiben und das therapeutische Angebot auszuschlagen?
Hand aufs Herz: Fühlen wir uns selbst nicht manchmal ein wenig besser, ärztlicher, wenn wir einem *schuldigen* Patienten begegnen, dem wir aufhelfen und verzeihen können? Wir sind versucht, die üblichen Haltungen zu zeigen: *Der Patient ist selbst schuld an seinem schlechten Zustand/seinen desolaten Venen/seiner Hepatitis. Der Patient weiß unsere therapeutische Überlegenheit nicht zu schätzen –, sondern er lässt sie einfach geschehen, ohne zu reagieren.*
Hierin steckt die Chance zu einem Neuanfang, zu einer neuen Art der Begegnung zwischen Süchtigem und Sucht-Begleiter.

»Therapeutischer Ehrgeiz findet nicht mehr statt« (Dörner): Dies trifft die erforderliche Grundhaltung zur Begegnung mit chronisch Suchtkranken im Kern: Ehrgeiz, also das ichbezogene Leistungsziel des Therapeuten, den Patienten auf den vermeintlichen richtigen Weg zu zwingen, sollte in dieser Beziehung in den Hintergrund treten. Therapeutisches Engagement hingegen ist weiterhin vonnöten und auf ein scheinbar geringeres Ziel gerichtet:
Auf das Ziel, den Patienten in seinem Süchtig-Sein, auch in seinem Selbstsüchtig-Sein anzunehmen, ihn so zu akzeptieren, wie er sich macht – und ihm vergeben, sich gegen den herkömmlichen Begriff von Gesundheit (als Abwesenheit von Krankheit) zu stellen.

**Fallbeispiel**
Konrad V. ist 34 Jahre alt, ein kerngesund wirkender, jungenhafter und gewinnender Mann in sportlicher Kleidung. Er appliziert zweimal täglich Diamorphin. Morgens betritt er die Substitutionsambulanz um kurz vor neun und appliziert schnell und zielsicher seine Dosis. Unmittelbar nach der Injektion werden seine Gesichtszüge weich, die Hand sinkt auf die Unterlage. Er schläft für einige Augenblicke im Sitzen. Anschließend reckt er sich und beeilt sich, pünktlich bei der Arbeit zu erscheinen.

→ **Übung** Als Augenzeuge der Situation: Sich die verbreiteten Attribute der Heroininjektion bewusst machen: Selbstzerstörung, Tod auf Raten, Junkie. Den Patienten bei seiner Injektion begleiten und überwachen, seine Haltung *ertragen*, ihm Anerkennung dafür zollen, was ihm *trotz* seines Diamorphin-Gebrauchs gelingt.

## Jeder hat sein eigenes Tempo

Man darf allerdings nicht zu schnell zu viel Veränderung erwarten, sondern muss, wie schon oben erwähnt, jedem Patienten sein Tempo bei der Rekonsolidierung seiner Lebensvollzüge lassen. Auch werden es viele Patienten nur begrenzt schaffen, sich aus der über Jahre und Jahrzehnte eingewöhnten »Unordnung« zu lösen. Dies mag auch deshalb erschwert sein, da sie häufig aus schon in der Kindheit und Jugend ziemlich ungeordneten Verhältnissen herstammen. Insgesamt scheint uns der Aspekt der Tagestruktur ein wesentlicher Teil des Konzeptes der Heroingestützten Behandlung.

## Zeit für »autosalutogenetische Prozesse«

Daher erklärt sich vielleicht auch ein Phänomen, was wir im Verlauf der ersten zwei Jahre (der damals noch als Medikamentenstudie laufenden) Heroingestützten Behandlung fanden und über das wir hier kurz berichten wollen. Die Medikamentenstudie war so angelegt, dass zwei Gruppen, die eine mit dem Medikament Heroin, die andere mit dem Medikament Methadon über einen Zeitraum von zwei Jahren verglichen werden sollten in Bezug auf die Verbesserung von Gesundheitszustand, sozialen Status, Beikonsum, Kriminalität und anderen Parametern.

Als wir Wissenschaftler zu der Mitarbeit an dieser Studie kamen, dachten wir uns, dass wir die Patienten regelmäßig untersuchen und ihnen mit Wohlwollen und Hilfsbereitschaft gegenübertreten sollten. Doch zugleich sollten wir sie ja auch nicht beeinflussen und damit womöglich die eine Gruppe gegenüber der anderen bevorteilen. Es sollten ja bei der Studie herausgefunden werden welches Medikament wirksamer ist, sodass es uns am angemessensten erschien, die Behandlungen lediglich »neutral« zu verfolgen und bei den Patienten nicht irgendwelche Entwicklungen zu forcieren nach dem Motto: »Gehen sie doch mal in die Entgiftung«, »nun wird es aber mal Zeit, dass sie den Beikonsum aufhören« usw. womöglich mitbedingt. Durch dieses zurückhaltende Verhalten schien es uns, dass es zeitweilig nur langsame Fortschritte bei den Patienten gab. So kam es auch zu Konflikten mit einem Teil der Mitarbeiter, der »stärkere Maßnahmen« und ein Drängen der Patienten zu therapeutischem Fortschritt forderte, da es sonst etwaig ganz ausbleiben würde. Wir verstanden das und teilten es in Bezug auf einige Patienten sogar; und doch blieben wir im Kern bei unserer »wissenschaftlich neutralen« nicht-forcierenden Haltung.

Was dann in den Jahren zwei, drei und vier nach Beginn der Behandlung geschah, verblüffte uns nicht wenig. Immer mehr Patienten übernahmen immer mehr Verantwortung für sich und ihren Lebenswandel, fanden sukzessive zu normalem Beziehungsalltag, teils gar zu Beziehungen zu den Eltern und Angehörigen zurück, verstärkten in erstaunlichem Maße ihre Selbstfürsorge, reduzierten ihren Beikonsum erheblich oder gaben ihn ganz auf. Einige begannen zu arbeiten, erholten sich dadurch weiter und nicht wenige konnten sogar, allerdings nur wenn sie einer festen Arbeit nachgingen, eine Abstinenz erreichen. Eine Abstinenz wurde von etwa 20 % unserer Patienten erreicht, die von Beginn an in der Studie waren. Es darf natürlich nicht vergessen werden, dass diese Prozesse sich über einen Zeitraum von Jahren ereigneten. Doch ist es erstaunlich wie ohne jede Forcierung (doch selbstverständlich stete Unterstützung, wo sie angefragt wurde) derart große Fortschritte von so vielen Patienten erreicht wurden. Zur Erklärung verwiesen wir zunächst Mal auf die oben geschilderten Aspekte und Zusammenhänge.

Doch muss die Erklärung noch etwas tiefer greifen. In den 1970er-Jahren begann der Gesundheitsforscher Antonovsky mit ersten Studien, die nicht untersuchen sollten, wie es kommt, dass Menschen krank werden, sondern die herausfinden sollten, wie es kommt, das Menschen (wieder) gesund werden. Antonovsky postulierte neben den allseits bekannten »pathogenetischen« (= krankheitsbildenden) Kräften auch »salutogenetische« (= gesundheitsbildende) Kräfte in Körper und Seele. Diese wurden in seiner Folge noch weiter untersucht. Wir konnten das Postulat Antonovskys insoweit verwenden, als wir zunächst die Aktivierung salutogenetischer Kräfte bei unseren Patienten aufgrund von deren Entbindung von unfraglich krankheitsfördernden und unwürdigen Lebensumständen vermuteten. Allerdings waren wir doch überrascht, wie stark die Wirkung dieser salutogenetischen Prozesse, nicht in allen, aber doch in sehr vielen Fällen, war. Da diese Prozesse zudem noch ohne ein stärkeres Einwirken unsererseits zustande gekommen waren, prägten wir den Begriff der »auto-salutogenetischen« Prozesse. Dieser Begriff meint, dass diese Prozesse »wie von selbst« in Gang zu kommen scheinen und auch eine, je nach Patienten sich ausgestaltende, Eigendynamik haben. Hiermit soll nicht denjenigen das Wort geredet werden, die meinen, man bräuchte sich neben der Ausgabe des Substitutionsmittels nicht wirklich um diese Patienten kümmern, da »die das schon alleine machen«. Vielmehr ist darauf hinzuweisen, dass es möglich ist, dass die Patienten, wenn man eine (in den vorhergehenden Abschnitten beschriebene) förderliche Gesamtatmosphäre in der Behandlungseinrichtung herstellt, jeder in seiner eigenen Weise und seinem eigenen Tempo gemäß, salutogenetische Kräfte mobilisiert, Neuerfahrungen macht, seinen Lebensalltag verändert und dass sich daran – wenn überhaupt – nur wenig wirklich verändern oder beschleunigen lässt. Ein insbesondere von Ärzten gewohntes Drängen auf

»therapeutischen Fortschritt« kann nicht selten sogar ins Gegenteil umschlagen, den Patienten überfordern, unwillig machen und sogar zum nächsten Scheitern anreizen. Dies sollte uns zu denken geben.

# Anhänge

## Literaturempfehlungen

*Bundesamt für Gesundheit (Schweiz) (Hg.) Handbuch Heroingestützte Behandlung. Zollikofen: Bundesamt für Gesundheit 2000. 204 S.*
Sehr umfangreich und als PDF im Netz verfügbar. Das Buch gibt einen umfassenden Überblick über die Schweizer Vorgehensweisen bei der Behandlung. Doch nur wenig über »wie es wirklich täglich abläuft« und wie damit umzugehen ist. Grundwissen darüber wie ein solcher Betrieb in der Schweiz aufgebaut ist, welche Vorschriften zu berücksichtigen sind und wie er geführt werden sollte. Eine gute Darstellung der aus Erfahrung stammenden Behandlungsstandards in der Schweiz (bis 1999), aus denen sich Einiges zur Orientierung nutzen lässt.

*Honegger U, Seidenberg A: Methadon, Heroin und andere Opioide. Stuttgart, Bern, New York: Huber. 1998. 200 S.*
Gibt eine gute Übersicht zu einer Vielzahl von Opioiden, die in der Substitution verwendet werden können. Ausführlich zur Wirkungsweise und Pharmakokinetik der Opioide. Das Buch bringt in erster Linie pharmakologische und medizinische Aspekte, doch kaum etwas zu psychiatrischen, psychotherapeutischen und soziotherapeutischen Aspekten. Als pharmakologisches Kompendium und als Einführungstext gut geeignet.

*Swiss Federal Office of Public Health (ed.): Heroin-assisted Treatment. Herausgegeben von Margret Rihs-Middel M, Haemmig R, Jacobshagen N. Stuttgart, Bern, New York: Huber 2005. 430 S.*
Ein Sammelband, der die Vorträge auf einer internationalen Konferenz, die in der Schweiz abgehalten wurde, zusammenfasst. Die Vorträge sind auf englisch und handeln über die Geschichte der heroingestützten Behandlung, den gesetzlichen Rahmen, die konkrete Behandlungspraxis und ihre Erfolge. In weiteren Abschnitten werden auch eine Reihe von Ergebnissen der Grundlagenforschung referiert. Diese betreffen die Pharmakokinetik und die neurophysiologischen Wirkungen von Heroin, aber auch eine Reihe anderer Aspekte. Das Buch richtet sich an Wissenschaftler.

*Miller FP, Vandone AF, McBrewster J (eds.) Heroin Assisted Treatment. Alphascript Publishing 2010. 96 S.*
Neues Buch. Gerade erschienen. Stammt aus der Feder englischer Autoren. Kurz mit nur 96 Seiten, aber einem gepfefferten Pries von 41,99 Euro. Das Buch stand uns bei Drucklegung nicht zur Verfügung.

# Websites

**www.heroinstudie.de**
Offizielle Website des Bundesdeutschen Modellprojekts zur heroingestützten Behandlung Opiatabhängiger. Informiert vor allem über die vielfältigen Studien im Rahmen des genannten Projekts während der Jahre 2002–2005, aber auch darüber hinaus.

**www.bag.admin.ch/themen/drogen/00042/00629/00798/ 01191/ index.html?lang=de**
Offizielle Website des Schweizer Bundesamtes für Gesundheit zur Heroingestützten Behandlung. Sehr informativ.

**www.koda.ch**
Website der Ambulanzen für die Heroingestützte Behandlung Opiatabhängiger in der Stadt Bern. Sehr informativ.

**www.arud.ch**
Website der Ambulanzen für die Heroingestützte Behandlung Opiatabhängiger in der Stadt Zürich. Sehr informativ.

## Zwei beispielhaften Passagen aus Arztbriefen

**Passus 1:**
»Wir weisen darauf hin, dass die Substitution mit Methadon, welches im Unterschied zu Diacetylmorphin die Blut-HirnSchranke (aufgrund von Plasmaeiweißbindung und geringer Lipophilie) nicht passiert, keine zentrale beruhigende, psychisch stabilisierende Wirkung hat. Die wissenschaftliche Datenlage hat sich dahingehend verdichtet, dass es sich bei Diaphin um ein stabilisierendes Psychopharmakon handelt und die Patienten auf diese stabilisierende Wirkung aufgrund der bei ihnen in der Regel vorliegenden gravierenden psychischen Störungen angewiesen sind.«
**Passus 2** (für den Fall eines notwendigen chirurgischen Eingriffs bzw. eines längeren Krankenhausaufenthalts):
»Es sollte bei diesem Patienten bei diesem im Vorfeld der Operation, die für den 27.01.2009 (Aufnahme am 25.01.10) vorgesehen ist, eine Ersatzsubstitution mit Morphin anstelle von

Diacetylmorphin (= Heroin) durchgeführt werden. Wir weisen darauf hin, dass die Substitution mit Methadon, welches im Unterschied zu Diacetylmorphin die Blut-Hirn-Schranke (aufgrund von Plasmaeiweißbindung und geringer Lipophilie) nicht passiert, keine zentrale beruhigende, psychisch stabilisierende Wirkung hat. Die wissenschaftliche Datenlage hat sich dahingehend verdichtet, dass es sich bei Diaphin um ein stabilisierendes Psychopharmakon handelt und die Patienten auf diese stabilisierende Wirkung aufgrund der bei ihnen in der Regel vorliegenden gravierenden psychischen Störungen angewiesen sind. Die Ersatzsubstitution mit Morphin sollte schon in den drei Tagen unmittelbar vor Krankenhausaufenthalt vorgenommen werden, um dem Patienten eine bessere Adaptation an die Umstellung zu ermöglichen. Wir möchten von daher bitten, dem Patienten eine Dosis von 1800 mg Morphin p.o. zu verschreiben, die äquivalent ist zu einer Tagesdosis von 720 mg, verteilt auf 260-160-300 mg Diacetylmorphin (= Heroin), wie sie der Patienten täglich bei uns erhält. Die ersten Tage der Substitution mit dem oralen Morphin-Präparat werden unter unserer Aufsicht erfolgen. Die Tabletten werden bei uns aufbewahrt und täglich unter Sicht vom Patienten eingenommen. Eine Mitgabe außerhalb der Räume unserer Einrichtung findet nicht statt.«

## Anleitung zur intramuskulären Injektion

### Die unterschiedlichen Injektionstechniken

1. *Intravenös* heißt die Injektion mit der Nadel (siehe Abbildung 1) direkt in die Vene.
2. *Intramuskulär* (abgekürzt i. m.) heißt die Injektion in das Muskelgewebe.
3. *Subkutan* heißt die Injektion in das Unterhautgewebe.

Zulässig sind in der Behandlung nur die intravenöse und (nach vorheriger Absprache) die intramuskuläre Injektion.

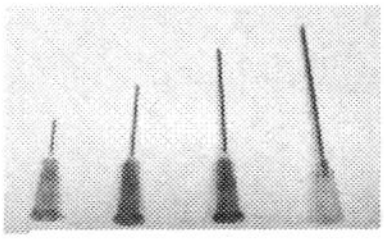

1 2 3 4

**ABBILDUNG 1**

**1** (orange) Subkutan-Nadel

**2** (violet) und **3** (grün) Intramuskulär-Nadeln

**4** (farbloß) Intravenös-Nadel

### Vorteil der intramuskulären Injektion

Längeres Anhalten der Wirkung insbesondere über Nacht durch die langsamere Anflutung, auch wenn der »Anfangs-Turn« leicht schwächer ausfällt.

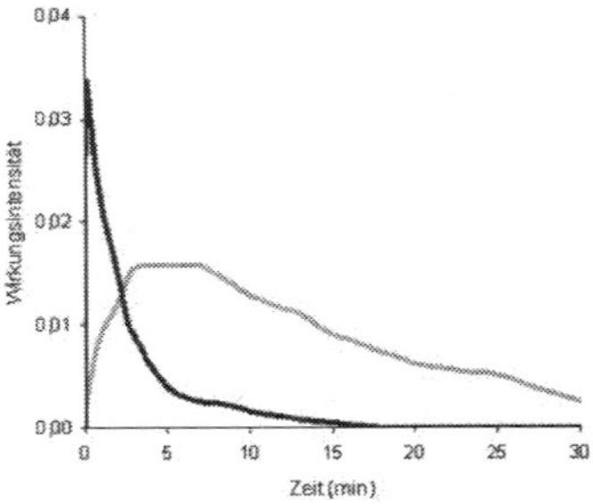


**ABBILDUNG 2**

### Wo sollte injiziert werden?

Bei der intramuskulären Injektion ist grundsätzlich nur ein Injektionsort zulässig: Seitlich außen im mittleren Drittel des Oberschenkels (Abbildung 3). Injektionen in den Schultermuskel und den oberen Außenbereich des Gesäßmuskels sind nur für Ärzte und in Ausnahmefällen erlaubt.

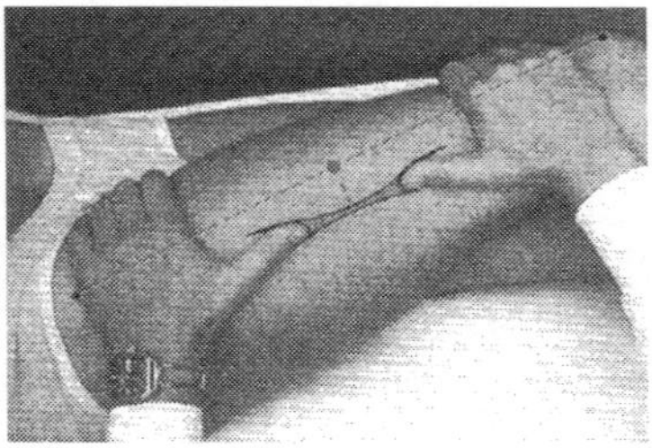

ABBILDUNG 3

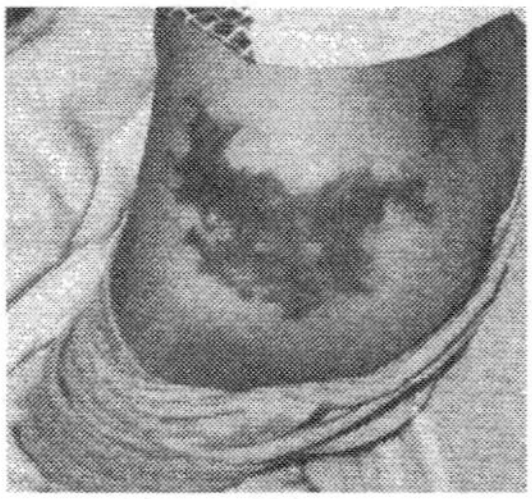

ABBILDUNG 4

**Warum sollte nicht an anderen Stellen appliziert werden?**

Das gesamte Körpergewebe ist von Gefäßen und Nerven durchzogen, die durch Stichverletzungen dauerhaft geschädigt werden können. Es gibt nur wenige Orte am Körper, wo die Gefahr, größere Gefäße oder Nerven zu treffen, nicht vorhanden ist. Nur an diesen Stellen ist eine gefahrlose Injektion möglich.

**Einspritzung in den Muskel**

Es muss bei der intramuskulären Injektion immer eine längere Nadel verwendet werden, um die Muskulatur in einer Tiefe von ca. zwei bis drei Zentimetern auch zu erreichen und nicht in die Haut oder das Fettgewebe einzuspritzen. Die intramuskulär gespritzte Substanz wird durch die vielen Blutgefäße im Muskel viel schneller abtransportiert als bei der Einspritzung in die Haut oder das Unterhautfettgewebe.

**Die einzelnen Schritte der intramuskulären Injektion**

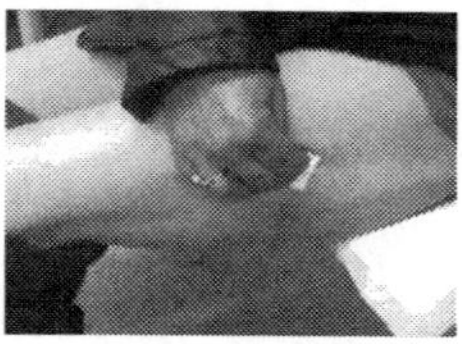

1. Oberschenkel in möglichst entspannte Haltung bringen.

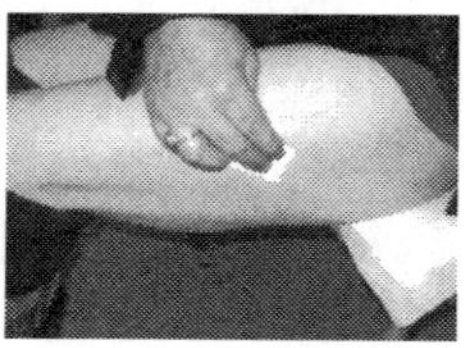

2. Freimachen und sorgfältiges Reinigen der Injektionsstelle.

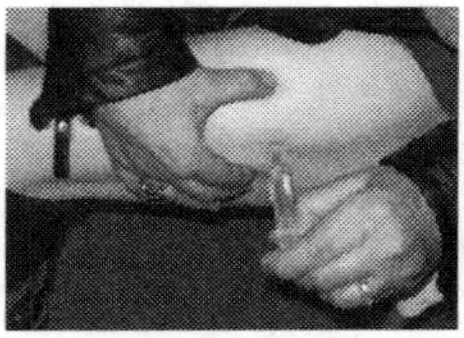

3. Ansetzen und schnelles Einstechen der Spritze.

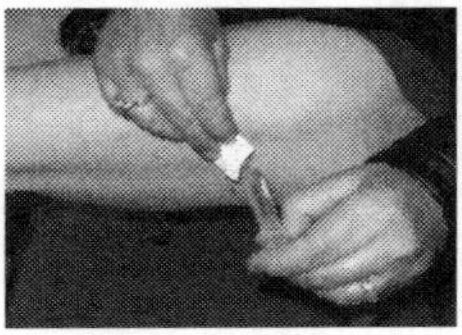

4. Die Injektion sollte an unterschiedlichen Stellen erfolgen (wechselnde Injektionsstellen = weniger belastend).

5. Das Einspritzen selbst sollte etwa 10–15 Sekunden dauern.

6. Einmal eingestochene Nadeln dürfen nicht noch einmal eingestochen werden.

7. Danach die Spritze schnell wieder aus dem Muskel herausziehen und mit einem sauberen Tupfer leichten Druck auf die Einstichstelle ausüben.

**Warum muss man bei der i. m.-Injektion besonders keimfrei arbeiten?**

Bei der intramuskulären Injektion muss unbedingt darauf geachtet werden, dass die Injektionsstelle und auch das Injektionsbesteck sauber (= bakterien-, schmutz- und keimfrei) ist. Diese besondere Sauberkeit ist erforderlich, da das Muskelgewebe einen guten Nährboden für das Wachstum von Bakterien bietet. Außerdem können die Abwehrzellen nur nicht so gut und schnell dorthin gelangen. Das heißt, dass die Einspritzung in den Muskel leichter Infektionen nach sich ziehen kann. Die intramuskuläre Form der Applikation darf deshalb nur mit sterilem Besteck und sterilem Heroin durchgeführt werden. Also auf keinen Fall auf der Drogenszene anwenden!

**Nebenwirkungen der intramuskulären Injektion von Heroin**

Es können Verhärtungen der Muskulatur an der Injektionsstelle auftreten, die jedoch nach Stunden wieder verschwinden. Deshalb ist das ständige Wechseln des Injektionsortes sinnvoll. Es gibt eine größere Abszessgefahr im Vergleich zur intravenösen Injektion, nicht jedoch bei sauberer Arbeitsweise.

**Äquivalenzdosis-Tabelle Heroin, Methadon und orales Morphin**

Basierend auf Angaben aus dem Schweizer Handbuch Heroingestützte Behandlung (2000) und HONEGGER et al. (1998).

Die Äquivalenzdosis von Heroin (Diaphin) und oralem Morphin entspricht der 2,5-fachen Heroindosis in Milligramm (z.B. 100 mg Heroin entsprechen 250 mg oralem Morphin).

| Diaphin-Tagesdosis | Methadon-Tagesdosis | Diaphin-Tagesdosis | Methadon-Tagesdosis |
|---|---|---|---|
| 20 | 20 | 501–520 | 120 |
| 21–40 | 20 | 521–540 | 120 |
| 41–60 | 20 | 541–560 | 120 |
| 61–80 | 25 | 561–580 | 125 |
| 81–100 | 30 | 581–600 | 125 |
| 101–120 | 35 | 601–620 | 130 |
| 121–140 | 40 | 621–640 | 130 |
| 141–160 | 50 | 641–660 | 130 |
| 161–180 | 60 | 661–680 | 135 |
| 181–200 | 65 | 681–700 | 135 |
| 201–220 | 70 | 701–720 | 140 |
| 221–240 | 75 | 721–740 | 140 |
| 241–260 | 80 | 741–760 | 140 |
| 261–280 | 80 | 761–780 | 145 |
| 281–300 | 85 | 781–800 | 145 |
| 301–320 | 90 | 801–820 | 150 |
| 321–340 | 95 | 821–840 | 150 |
| 341–360 | 100 | 841–860 | 150 |
| 361–380 | 105 | 861–880 | 155 |
| 381–400 | 105 | 881–900 | 160 |
| 401–420 | 110 | 901–920 | 160 |
| 421–440 | 110 | 921–940 | 165 |
| 441–460 | 110 | 941–960 | 170 |
| 461–480 | 115 | 961–980 | 170 |
| 481–500 | 115 | 981–1000 | 175 |

# Literaturverzeichnis

AARBURG HP (1998) Heroindampfscheibenwirbel. Berlin: VWB

Ärztinnen und Ärzte der HeGeBe (2003) Empfehlungen zur ärztlich verordneten intramuskulären Injektion von Diazetylmorphin Injektionslösung (IM-Richtlinie-221003).

AMANN T, ZENK H (1996) Endogenes Morphin: Schmerzmittelsynthese in Mensch und Tier. Deutsche Apotheker-Zeitung 136: 17–25.

BABEL A (1905) Über das Verhalten des Morphiums und seiner Derivate im Tierkörper. Archiv für experimentelle Pathologie und Pharmakologie 52: 262–270.

BAER T (2005): Verschwende Deine Zeit. Memoiren eines Junkies. Fouque Literaturverlag. Frankfurt/Main

BÄWERT A, METZ G, FISCHER G (2010) Substanzabhängigkeit vom Opioidtyp – Behandlung mit oralen retardierten Morphinen. Suchttherapie 11: 121–128.

BECKER J (1902) Über Heroin als Sedativum und Narkotikum. Dissertation.

BECKHAM JC, CRAWFORD AL, FELDMAN ME, KIRBY AC, HERTZBERG MA, DAVIDSON JR, MOORE SD: Chronic posttraumatic stress disorder and chronic pain in Vietnam combat veterans. J Psychosom Res. 1997; 43: 379–389.

BEECHER HK (1959) Measurement of subjective responses. New York: Oxford University Press.

BLANKEN P, VAN DEN BRINK W, HENDRIKS VM, HUIJSMAN IA, KLOUS MG, ROOK EJ, WAKELIN JS, BARENDRECHT C, BEIJNEN JH, VAN REE JM. (2010) Heroin-assisted treatment in the Netherlands: History, findings, and international context. Eur Neuropsychopharmacol. Suppl 2: S105–158.

Brown RR (1940): The order of certain psycho-physiological events following intravenous injection of morphine. Journal of General Psychology 22: 321–340.

Cardinale GJ, Donnerer J, Finck AD, Kantrowitz JD, Oka K, Spector S (1987) Morphine and codeine are endogenous components of human cerebrospinal fluid. Life Sci. 40: 301–306.

Colasanti A, Rabiner EA, Lingford-Hughes A, Nutt DJ (2010) Opioids and Anxiety. J Psychopharmacol. Jun 8.

Daglish MR, Williams TM, Wilson SJ, Taylor LG, Eap CB, Augsburger M, Giroud C, Brooks DJ, Myles JS, Grasby P, Lingford-Hughes AR, Nutt DJ (2008) Brain dopamine response in human opioid addiction. Br J Psychiatry. 193: 65–72.

De Ridder M (2000) Heroin: Vom Arzneimittel zur Droge. Frankfurt, New York: Campus.

Degkwitz P, Lichtermann D, Deibler P, Soyka M, Schneider U, Dieninghoff D, Bonorden-Kleij K, Köhler W, Buhk H, Verthein U, Haasen C, Krausz M (2007) »Schwerstabhängige« – Die Teilnehmer des Modellprojekts zur heroingestützten Behandlung. Suchttherapie 8: 12–18.

Dobler-Mikola A (2000): Vergleich Methadon- und Heroinverschreibungen in der Schweiz. In: Suchttherapie, Nr. 2: 63–66.

Drogenbeauftragte der Bundesregierung (2009): Drogen- und Suchtbericht 2009. Berlin

Duan X, Kang E, Liu CY, Ming GL, Song H (2008) Development of neural stem cell in the adult brain. Curr Opin Neurobiol.; 18 (1): 108–115

Elias H (2001): Der Heroinrausch. Berlin: VWB

EMRICH HM, EGGERS C (2001) Sucht als Lebensform: Zur Sozialanthropologie des Süchtigseins. Psychiat. Prax 28: 55–59

FREYE E (2009) Opioide in der Medizin. 6. Aufl., Berlin u. a.: Springer.

GANTIN (1901) Contribution a l'etude de l'ether diacetique de la morphine (heroine). Paris: Dissertation.

GESCHWINDE T (1996) Rauschdrogen. Berlin u. a.: Springer.

GINSBURG A (1971) Documents on police bureaucracy's conspiracy against human rights of opiate addicts and constitutional rights of medical profession causing mass breakdown of urban law and order. Journal of Psychedelic Drugs 4: 104–111

GIRARDIN F, RENTSCH KM, SCHWAB MA, MAGGIORINI M, PAULI-MAGNUS C, KULLAK-UBLICK GA, MEIER PJ, FATTINGER K (2003) Pharmacokinetics of high doses of intramuscular and oral heroin in narcotic addicts. Clin Pharmacol Ther. 74: 341--52.

GUYER S, KOSEL M, ALTRICHTER S, EL-KOUSSY M, HAEMMIG R, FISCH HU, LOVBLAD KO, SCHLAEPFER TE (2007) Pattern of regional cerebral blood-flow changes induced by acute heroin administration – a perfusion MRI study. J Neuroradiol. 34: 322–329.

HAASEN C, VERTHEIN U, DEGKWITZ P, KUHN S, HARTWIG C, REIMER J (2007) Eine multizentrische, randomisierte, kontrollierte Therapiestudie zur diamorphingestützten Behandlung Opiatabhängiger – Zielgruppenspezifische Ergebnisse. Sucht 53: 268–277.

HAASEN C, VERTHEIN U, DEGKWITZ P, BERGER J, KRAUSZ M, NABER D (2007) Heroin-assisted treatment for opioid dependence. Randomised controlled trial. British Journal of Psychiatry 191: 55–62.

HAEMMIG RB, TSCHACHER W (2001) Effects of high-dose

heroin versus morphine in intravenous drug users: a randomised double-blind crossover study. J Psychoactive Drugs 33: 105–110.

Hartnoll RL, Mitcheson MC, Battersby A, Brown G, Ellis M, Fleming P, Hedley N (1980) Evaluation of heroin maintenance in controlled trial. Archives of General Psychiatry 37: 877–884.

Helbich K (1902) Erfahrungen mit Heroin. Heilkunde 6: 209–211.

Henriksen G, Willoch F (2008) Imaging of opioid receptors in the central nervous system. Brain 131: 1171–1196.

Holtkamp A (1899) Weitere Mitteilungen über therapeutische Versuche mit Heroin. Deutsche Medizinische Wochenschrift,14: 25.

Ibarra P, Bruehl SP, McCubbin JA, Carlson CR, Wilson JF, Norton JA, Montgomery TB (1994) An unusual reaction to opioid blockade with naltrexone in a case of posttraumatic stress disorder. J Trauma Stress; 7: 303–309

Jasinkis DR, Preston KL (1986) Comparison of intravenously administered methadone, morphine and heroin. Drug and Alcohol Dependence 17: 301–310.

Kafka F (1975) Brief an Oskar Pollak vom 9.11.1903. In: Kafka F. Briefe 1902–1924. Frankfurt/M.: Fischer, S. 19

Kosel M, Noss RS, Hämmig R, Wielepp P, Bundeli P, Heidbreder R, Kinser JA, Brenneisen R, Fisch HU, Kayser S, Schlaepfer TE (2008) Cerebral blood flow effects of acute intravenous heroin administration. Eur Neuropsychopharmacol. 18: 278–285.

Kramer JC (1979) Opium rampant: medical use, misuse and abuse in Britain and the west in the 17th and 18th centuries. British Journal of Addiction 74: 377–389.

Krausz M, Uchtenhagen A, van den Brink W (1999): Medizinisch indizierte Heroinverschreibung in der Behandlung Drogenabhängiger – Klinische Versuche und Stand der Forschung in Europa. Sucht 45: 171–186.

KROPIL (1900) Über die Unschädlichkeit des Heroins. Allgemeine Medizinische Central-Zeitung 69: 461–462.

KUHN S, SCHU M, VOGT I, SCHMID M, SIMMEDINGER R, SCHLANSTEDT G, FARNBACHER G, VERTHEIN U, HAASEN C (2007) Die psychosoziale Behandlung im bundesdeutschen Modellprojekt zur heroingestützten Behandlung Opiatabhängiger. Sucht 53: 278–287

KUHN S, FARNBACHER G, VERTHEIN U, KRAUSZ M, HAASEN C (2007) Das psychoedukative Gruppenprogramm in der bundesdeutschen Heroinstudie – eine innovative Behandlungsmethode. Suchttherapie 8: 26–32.

LANE DA, LESSARD AA, CHAN J, COLAGO EE, ZHOU Y, SCHLUSSMAN SD, KREEK MJ, PICKEL VM (2008) Region-specific changes in the subcellular distribution of AMPA receptor GluR1 subunit in the rat ventral tegmental area after acute or chronic morphine administration. J Neurosci. 28: 9670–9681.

LASAGNA L, VON FELSINGER JM, BEECHER HK (1955) Drug induced mood changes in man. JAMA 157: 1006–1020

LEIBROCK E (1998) Die medikamentöse Therapie psychisch Kranker in der zweiten Hälfte des 19. Jahrhunderts. Heidelberg: Palatina.

LEWIN L (1927) Phantastika. Berlin: Stilke

LIEDL A, KNAEVELSRUD C (2008) PTSD and chronic pain: development, maintenance and comorbidity – review. Schmerz [Epub ahead of print]

LÖBMANN R, VERTHEIN U (2009) Explaining the effectiveness of medical treatment for heroin addicts on crime reductions. Law and Human Behavior 33: 83–95.

LONDON ED, BROUSSOLLE EP, LINKS JM, WONG DF, CASCELLA NG, DANNALS RF, SANO M, HERNING R, SNYDER

FR, Rippetoe LR et al. (1990) Morphine-induced metabolic changes in human brain. Studies with positron emission tomography and [fluorine 18]fluorodeoxyglucose. Arch Gen Psychiatry. 47: 73–81.

Martin WR, Fraser HF (1961) A comparative study of physiological and subjective effects of heroin and morphine administered intravenously in post addicts. J Pharm Exp Ther 133: 388–399.

Mercklin A (1925) Über Opiumanwendung bei zyklothymen Depressionen und Schlafstörungen. Allgemeine Zeitschrift für Psychiatrie und psychisch-gerichtliche Medizin 85: 340–346.

Metrebian N, Shanahan W, Stimson GV (1996) Heroin prescribing in the United Kingdom. European Addiction Research 2: 194–200.

Parry A (1992) Taking heroin maintenance seriously: the politics of tolerance. Lancet 339: 350–351.

Passie T, Metzner C, Seifert J, Zedler M, Schneider U, Emrich HM, Karst M (2005) Akzidentelle intraartrielle Injektion von Diacethylmorphin (Heroin) bei Drogenabhängigen – Drei Fallberichte. Anasthesiol. Intensivmed. Notfallmed. Schmerzther. 40: 419–422.

Perneger TV, Giner F, del Rio M, Mino A (1998) Randomised trial of heroin maintenance programme for addicts who fail in conventional drug treatments. British Medical Journal 317: 13–18.

Quimette P, Brown PJ (Hg.) (2005) Trauma and substance abuse. Washington, DC: APA

Petitjean S, Gerhard U, Ladewig D (2005) Forschungsprojekt zur Untersuchung der kognitiv-psychomotorischen Funktionstüchtigkeit Opiatabhängiger in einer ärztlich kontrollierten Behandlung mit Diacetylmorphin (DAM) www.upkbs.ch/data/forschung_lehre/forschung_pk/wissenschaftlicher_jahresbericht_2005.pdf

PROSSIN AR, LOVE TM, KOEPPE RA, ZUBIETA JK, SILK KR (2010) Dysregulation of regional endogenous opioid function in borderline personality disorder. Am J Psychiatry 167: 925–933.

RÄTSCH C (2008) Enzyklopädie der psychoaktiven Pflanzen. Aarau: AT Verlag.

RENTSCH KM, KULLAK-UBLICK GA, REICHEL C, MEIER PJ, FATTINGER K (2001) Arterial and venous pharmacokinetics of intravenous heroin in subjects who are addicted to narcotics. Clin Pharmacol Ther. 70: 237–246.

ROOK EJ, HUITEMA AD, VAN DEN BRINK W, VAN REE JM, BEIJNEN JH (2006 b) Pharmacokinetics and pharmacokinetic variability of heroin and its metabolites: review of the literature. Curr Clin Pharmacol. 1: 109–118.

RIHS-MIDDEL M, JACOBSHAGEN N, HÄMMIG R (2005) Heroin-assisted treatment in Switzerland: an interactive learning process combining research, politics and everyday practice. In: Swiss Federal Office of Public Health (Hg.) Heroin-assisted treatment. Bern, Göttingen, Toronto, Seattle: Huber, S. 11–23.

ROOK EJ, BEIJNEN JH, VAN DEN BRINK W, VAN REE JM (2006 a) Changes in oxygen saturation rate in opioid dependent patients heroin-assisted treatment. Basic & Clinical Pharmacology & Toxicology 98: 00–00

ROOK EJ, VAN ZANTEN AP, VAN DEN BRINK W, VAN REE JM, BEIJNEN JH (2006 c) Mast cell mediator tryptase levels after inhalation or intravenous administration of high doses pharmaceutically prepared heroin. Drug Alcohol Depend. 85: 1

SCHMITZ H (1926) Die Opiumbehandlung bei Geisteskrankheiten insbesondere bei Melancholie, Ihre Geschichte, ihr heutiger Stand und eigene Erfahrungen. Allgemeine Zeitschrift für Psychiatrie 83: 92–113.

SEECOF R, TENNANT FS (1986) Subjective perceptions to the intravenous »Rush« of heroin and cocaine in opiate addicts. Am J Drug Alcohol Abuse 12: 79–87

SELL LA, MORRIS JS, BEARN J, FRACKOWIAK RS, FRISTON KJ, DOLAN RJ (2000) Neural responses associated with cue evoked emotional states and heroin in opiate addicts. Drug Alcohol Depend. 60: 207–216.

SELL LA, MORRIS J, BEARN J, FRACKOWIAK RS, FRISTON KJ, DOLAN RJ (1999) Activation of reward circuitry in human opiate addicts. Eur J Neurosci. 11: 1042–1048

SMITH GM, BEECHER HK (1962) Subjective effects of heroin and morphine in normal subjects. Journal of Pharmacology and Experimental Therapeutics 136: 47–522: 136: 53–58.

SMITH GM, SEMKE CW, BEECHER HK (1962) Objective evidence of mental effects of heroin, morphine and placebo in normal subjects. Journal of Pharmacology and Experimental Therapeutics 136: 53–58

SCHLIMME J (2000) Sucht – Zur philosophischen Anthropologie eines »misslingenden« Selbst. Königshausen & Neumann, Würzburg.

SCHLIMME JE (2007): Zur philosophischen Anthropologie der Sucht. Nervenarzt 78: 74–80.

STADELMANN (1900) Weitere Erfahrung bei der Behandlung mit Heroin. Deutsche Ärzte-Zeitung, S. 401-404.

STEFANO GB, GOUMON Y, CASARES F, CADET P, FRICCHIONE GL, RIALAS C, PETER D, SONETTI D, GUARNA M, WELTERS ID, BIANCHI E (2000) Endogenous morphine. Trends Neurosci. 23: 436–442.

STEFFEN T, BERTHEL T, ZIMMER A, GUTZWILLER F, UCHTENHAGEN A (2000) Die Entwicklung der psychischen Gesundheit in der heroingestützten Behandlung – Ergebnisse aus der schweizerischen Studie PROVE. Suchttherapie 1: 27–33.

Stimson G, Oppenheimer E (1982) Heroin addiction. London: Tavistock.

Stoermera R, Dreweb J, Dursteler-Mac Farland KM, Hock C, Mueller-Spahn F, Ladewig D, Stohlere R, Magera R (2003) Safety of injectable opioid maintenance treatment for heroin dependence. Biological Psychiatry 54: 854–861.

Swiss Federal Office of Public Health (2005) Heroin-assisted treatment. Bern, Göttingen, Toronto, Seattle: Huber.

Weber MM, Emrich HM (1988): Current and historical concepts of opiate treatment in psychiatric disorders. Int. J. Clin. Psychopharmacol. 3: 255–266.

van den Brink W, Hendriks VM, van Ree JM (2000) Ärztliche Verschreibung von Heroin an chronische, therapieresistente Methadonpatienten in den Niederlanden. In: Suchttherapie 2: 71–82.

van der Kolk BA, Roth S, Pelcovitz D, Sunday S, Spinazzola J (2005) Disorders of extreme stress: The empirical foundation of a complex adaptation to trauma. J Trauma Stress 18: 389–399.

Verthein U, Bonorden-Kleij K, Degkwitz P, Dilg C, Köhler WK, Passie T, Soyka M, Tanger S, Vogel M, Haasen C (2008) Long-term effects of heroin-assisted treatment in Germany. Addiction 103: 960–966.

# Detailliertes Inhaltsverzeichnis

Zeitfracht Medien GmbH
Ferdinand-Jühlke-Straße 7,
99095 - DE, Erfurt
produktsicherheit@zeitfracht.de

FSC
www.fsc.org
MIX
Papier | Fördert
gute Waldnutzung
FSC® C083411